Depressive Illness

The Curse of the Strong

如果你想把全世界扛在肩上憂鬱症就會找上你

提姆．坎托佛 Tim Cantopher 著
麥慧芬 譯

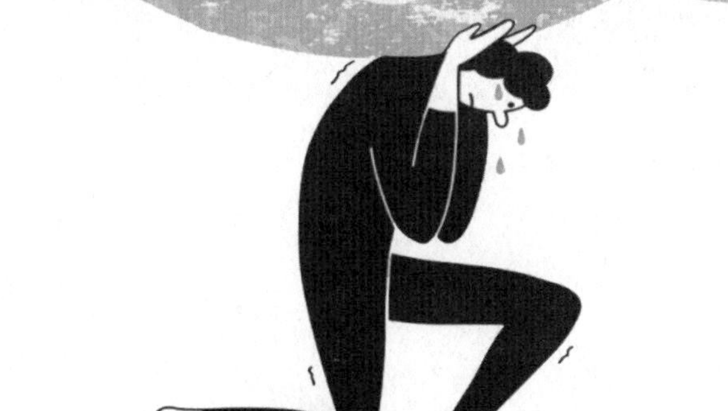

謹以此書獻給所有曾經教導過我的病患與工作人員。

推薦語

大多數的人對於憂鬱症會直覺地認為是一種心理疾病，但其實憂鬱症是一種生理疾病，更精準地說，是一種腦部疾病。若對於憂鬱症有錯誤的認知與理解，不管是病人本身或是家屬，都可能會錯失正確的治療與復原的契機。本書對於憂鬱症的各個面向包括了像是歷史背景，發展成因、各種治療方法與後續的復原建議等皆有完整詳盡的介紹。對於憂鬱症患者親友，若能正確瞭解憂鬱症，才能理解患者因生病所遭受的無奈與痛苦，也才有辦法伸出援手去接住他們。

——陳嬿伊，精神科醫師、微煦心靈診所院長

專文推薦

再次認識憂鬱症：它和我們所想的一樣嗎？

蘇益賢

在憂鬱症的課堂或講座中，我常會邀請現場的學生或聽眾一起做一件事。如果讀者有點時間，不妨在閱讀本書前也加入我們。打開手機的搜尋網頁，輸入「憂鬱症」（或其英文depression disorder）後，切換到圖片的搜尋結果。花點時間瀏覽一下這些圖片，然後找出幾張圖，比較接近你心中對憂鬱症的想像。

在挑選完之後，我會請現場聽眾和身旁參與者交換手機，簡單聊聊為什麼你選擇了這張圖片，這張圖片符合了哪些你心中對憂鬱症的想像？你的想像和其他的人一樣嗎？如果今天真的有一位患者藏身在聽眾裡，他有共鳴的圖片，和我們的想像會一樣嗎？

在大學、研究所階段的訓練下，我（自認為）對憂鬱症已經很熟悉了。診斷準則、心理病理機制、有效的實證治療方法……應付大大小小的紙筆測驗都非難事。直到我真的來到實習階段，真實與患者碰面之後，才發現自己太天真了。

看著洋洋灑灑厚厚的病歷，我心想著，等一下應該就會有一位鬱鬱寡歡、筋疲力盡、心思恍惚的案主敲門到來。但幾分鐘後，案主敲門進來時，我一度以為他走錯了診間。我心理訝異，為什麼這位案主呈現出來的狀態，和我過去學過、背過的憂鬱症診斷那麼不一樣？

於是，我再次翻開了《精神疾病診斷與統計手冊》裡頭憂鬱症的頁面。再次看過一條條我認為還算熟悉的診斷。但在真實接觸個案之後，我才發現我沒有真正看懂的部分：憂鬱症診斷雖然列出了許多症狀，並不是需要符合「所有」症狀才算，只要在一定時間內，在這些症狀中符合一定的數量，且造成當事人的生活、工作、人際關係等功能受損，臨床上即不排除可能罹患了憂鬱症。

回到實務上，事實上不少憂鬱症患者都同意：那些抱頭痛哭、窩在角落、陰暗抑鬱的畫面或照片，其實並不能表達出他們患病時的真實感受。即便符合，也不表示他們「永遠」都符合畫面那種狀態。

認識憂鬱之前，我們得先知道，憂鬱症本身是個多樣性的疾病。不同患者可能苦於不同的症狀，有些人主要以「情緒低落」為主，有人則明顯感受到「失去快樂的感受」，也有人兩種情緒困擾都有。除了情緒困擾，有人伴隨著胃口的問題、其他人則為失眠所苦……從飲食到睡眠、從思考到專注力，各種不同的症狀的組合提醒著我們：憂鬱背後，可能比我們想得還複雜。而這種複雜性必然也會影響到下一步：憂鬱症「病因研究」與「治療實務」。

在實習那段期間，我學到一個最重要的啟發是：在疾病面前，我們永遠都還有不知道的事。有時，我們需要看見症狀。但更多時候，我們要從症狀中跳出來，與眼前的「人」建立關係，從症狀的迷霧中走出，看見個案「自身的故事」，才有機會帶來改變。

不少人對憂鬱症的想像，多半只停留在症狀上。少有機會去看見這些不同症狀背後，那位真實存在的「人」，他有他的人生、有他的成長故事。停留在症狀的視角，讓一些人把憂鬱症視為「脆弱不堪的存在」（即上述抱頭痛哭、封閉自我等意象）；但同時，也有不少人將憂鬱症視為純粹只需靠意志力就能「戰勝」的疾病。

正是在這兩個極端之間，存在著許多活生生的憂鬱症患者。在進行憂鬱症的大眾衛教推廣時，我常鼓勵大家自省：有沒有可能，多數人對憂鬱症存有的想像，其實是很狹隘的？正因這樣狹隘的認知，讓我們難以真正地同理患者的感受。又或者，讓我們總出於「自以為的善意」，給了對方完全不需要的安慰，好比：「振作一點，你這樣爸媽多擔心你啊！」、「看開一點，別想這麼多！」、「沒事的，只要多運動、多睡覺，就會好了！」。

憂鬱就是這樣一個因為耳熟能詳，讓人覺得自己還算理解它，但實際上可能並非如此的疾病。這也是我心中認為，要撰寫一本以憂鬱為主題，提供患者和大眾閱讀的書，並不容易的原因。

一本詳實討論憂鬱症的書，要能說清楚症狀，更要同時點出一般人對這些症狀持有的迷思。更重要的是，也讓患者有機會看見，自己是否也對憂鬱症抱持著某些迷思而不自覺。並且無意間讓這些迷思，影響、妨礙了自己的復原之路。

不過，提姆・坎托佛醫師這本書，顯然成功地達成了這個任務。截至筆者撰文時，此書在美國亞馬遜上獲得一千兩百六十五位讀者的評價，平均為四・六顆星。

不少患者留言，給了本書很高的評價。

本書可略分為四大部分：

（一）症狀與歷史：第一、二章

（二）憂鬱症的多元成因：第三、四章

（三）在面對憂鬱症時，應具備的心理建設：第五至七章

（四）在憂鬱症治療時，可以切入的多種模式：第八至十二章

作者貼心地提醒正處憂鬱症狀的讀者，第一、五章是當下最有幫助的。一般讀者亦可先從這兩章來閱讀，建立基本概念。但其他章節的討論，其實也都值得閱讀。但或許不用急，我們可以等自己的狀況夠ＯＫ的時候，再一步步讀起來。

作者雖強調憂鬱症的生理基礎，但在治療策略討論部分，也同時不忘提醒憂鬱發展的成長經驗、認知型態等心理層面；而在〈憂鬱症其實是政治議題〉中，也點出此疾患背後潛在的社會文化因素，提供了讀者足夠多元的視角來切入這樣的疾患。

期待每一位正受憂鬱所苦的民眾，都能獲益於這類書籍提供的知識，並有機會在專業醫療的藥物協助、心理諮商的支持之下，慢慢走出憂鬱陰霾，成為一個OK、夠好就好的自己。

本文作者為臨床心理師，初色心理治療所副所長

謝辭

下列的這些好友、同儕，為我奉獻了他們的時間、智慧與知識，讓我安全避開公然揭露自己無知到令人尷尬的窘境，也潤飾了我那往往顧此失彼的欠佳文筆：

保羅・貝利醫生（Dr Paul Bailey）
娜塔麗・麥克米蘭（Natalie McMillan）
安妮・塞格勒（Annie Cygler）
凱斯・曼托（Keith Mantle）
瑞克・穆連德（Rik Mullender）
夏綠蒂・坎托佛（Charlotte Cantopher）

除此之外，還要謝謝大衛・強森（David Johnson）與蘇菲・迪恩（Sophie Dean）絕妙的卡通插畫，以及書籍公會出版社（Book Guild）同意於本書中摘錄與翻印我第一本書《求酒若渴》（*Dying for a Drink*，現已更名為《酗酒問題：重新思考你和酒精之間的關係》）中的部分內容。

前言

「啊，不要啦！又是星期一早上！我不要起床。時間還早嘛，一個星期長得要命，要做的工作堆積如山。我需要假期啦。我好憂鬱哦！」

我的每個星期一都是在這樣的情境中拉開序幕。我總是拒絕起床，一直拖到真的快遲到。即使如此，一會過後還是得一肚子悶氣地不情不願起床，開始新的一週。

每逢週一，我的心情都很糟，那天總得花好一段時間才能讓情緒回歸正常。問題並不在於我不喜歡自己的工作；其實我很喜歡我的工作，非常喜歡。只不過我更喜歡休息、娛樂，而每到星期一早上，這些歡樂時光下一次屆臨的時間，似乎變得無比遙遠。

每個人都會不時地墜入這種情緒不佳的魔咒當中；有些人以為這種情況就代表

大家都有憂鬱症的困擾。實情並非如此，或者至少不是罹患**臨床憂鬱症**或**抑鬱疾患**。臨床憂鬱症是一種可怕的疾病，而感謝老天眷顧，我們大多數人與這種疾病連邊都沾不上，這才是真實的狀況。然而這樣的疾病卻是飽受折磨的患者所必須面對的許多試煉之一——大家總是經驗豐富地看著他們說：「唉呀，沒錯，我常常也會這樣。我發現最有效的解決方法就是振作起來，讓自己忙到不知道東南西北。」

錯了，我們從來沒有經歷過這樣的問題，所以千萬不要再用自己那些瞭解不足的膚淺建議，讓情況變得更糟糕。如果大家真的想幫忙，那就試著去瞭解憂鬱症病患當下正在經歷的一段相當可怕的折磨。在眾多憂慮症的經驗描述中，令我動容的內容包括：「就像跌落至一個無底的井中；周遭盡是黑暗，一小圈光亮也在逐漸黯淡，直至完全熄滅」，以及「就像陷入了地獄，沒有慰藉、沒有救贖、沒有希望」。相較之下，週一早上的感覺算個什麼咖啊！若能瞭解到這種臨床憂鬱症經驗的巨大凶惡程度，或許最起碼可以降低一些病患的寂寞感。僅是做到這樣，就已意義重大。

憂鬱症的問題，有一部分出在名稱上。憂鬱這兩個字，聽起來就像是我每個星期一早上的感覺，但事實上兩者相隔天地。一種是相對溫和且短暫的情緒波動，另一種則是會引起巨大痛苦的嚴重疾病。心情不錯的時候，我會用自己的姓把我這種週一症候群命名為「坎托佛症」，因為聽起來就像是非常嚴重的病狀，不過我覺得自己這麼做的時候，我的同事只會認定我終於突破了桎梏，闖入了自大妄想的國度。但是這一點很重要；克服憂鬱症、恢復健康的最重要關鍵，就在於瞭解自己罹患了憂鬱症。

飽受憂鬱症所苦的患者總是會收到一堆一無是處的建議，其中最常聽到且最糟糕的建議，或許就是「振作起來」。如果我的病患每次碰到別人對他們脫口說出這句話，我就有一塊錢的話，我現在可能已經變成比爾・蓋茲了。這則建議毫無意義。如果病患可以振作起來，他們早就這麼做了。一如讀者讀到本書稍後的內容那樣，憂鬱症患者並不是會逃避挑戰的人。話說回來，「振作起來」這類令人驚嘆的奇葩建議，究竟有何作用？提出建議的人真的以為對方會手撫額頭，然後猛然倒抽一口氣地回覆「老天爺啊，真是太謝謝你了，我都沒想到。真是太感謝你的當頭棒喝了；我現在就去解決自己的問題，然後諸事必將大吉」嗎？現實中應該不會出現這樣的情況吧。

大家必須小心，脫口而出的建議很可能會傷及對方，而且還是嚴重的傷害。如果不確定自己瞭解實際的狀況，最好不要提供任何建議。不論在什麼樣的情況下，理解、耐心與同理心，要比任何建議都更具價值，就算這些建議出自對憂鬱症有著一定程度的瞭解也不例外。

諷刺的是，提供最糟建議的人，往往都是病患摯愛的親友。這些人立意良善，而且規勸內容全源於他們自身的經驗。「好了好了，打起精神、對事情多培養點興趣、多交些朋友、多出去走走，我來教你怎麼開心。」

患者若真的接受了這個聽起來似乎挺有道理的建議，病況必然加重。不過話說回來，問題當然不僅僅只是提供建議者對於憂鬱症的無知，病患自身也要負一部分責任。我經常發現病患以嚴苛無比的態度律己，而他們絕對不會用這樣的嚴苛態度對待旁人。罪惡感與厭惡自我的情緒是憂鬱症的症狀，也是憂鬱症的成因之一。所以不要再因罹患了憂鬱症而自責，也不要把不會用在他人身上的言論，強冠在自己頭上。如果我們面對正在承受嚴重疾病折磨且日漸衰弱的朋友，大家會說「你看看這個人，軟弱、懶惰，真是可悲極了。他就是應該振作起來，不要再當個軟腳蝦！」之類的話嗎？應該不會吧。如果我們不該用這種不公正的言語指責正在受苦之人，那麼，把指控槍口對準自己，當然也是錯誤的行為。所以不要再這麼做了，要多多體諒自己。釐清自己究竟罹患了什麼樣的疾病，是體諒自己的一個開始。

至於我們這些其他人對於罹患臨床憂鬱症是什麼感覺的一無所知，實在是萬幸之至。言歸正傳，憂鬱症到底是什麼？患者是怎樣的人？病因是什麼，以及大家可以做些什麼？本書將試著找出答案，不過我必須強調，本書僅探討了壓力誘發的憂鬱症。我在書中論述的一些觀點，並不適用於躁狂抑鬱症（又稱為雙相情感疾患）、喪慟相關的憂鬱症、伴隨其他疾病而發生的憂鬱症、產後憂鬱症、季節性情緒失調（SAD），或部分歸因於長期人格問題的憂鬱症。這些疾病歸屬於不同的病理領域，且各自擁有豐富而出色的文獻，我只會在書中稍稍帶過。話雖如此，書中概述的許多策略，對於原因各異的憂鬱症都有相當的幫助，因此如果有讀者目前正飽受這些狀況所苦，請務必繼續閱讀之後的內容。

在這本書中，大家不會找到各界對於憂鬱症這種疾病的各種全面性看法與解釋；我在書中只囊括了我認為合理的理論與治療方式。各位讀者會在書中找到的內容，是我將自己那群令人敬佩的病患曾經教授給我的一切，整理出來的總概述，因為這些患者是令人感動的一群人，所以我認為大家可以從他們的睿智、經驗與錯誤中獲益良多。這並不代表我的這些病患全都是超級聰明、超級有抱負的人。差得遠了。然而我所治療過的大多數憂鬱症患者都一樣贏得了我的敬重，儘管他們的成就各自不同。一位母親僅靠著一份薪水，竭盡所能地養育五個孩子；有位難民一面應付來自鄰里的仇視，一面為了家人拚命努力，冒著憂鬱症的風險擔任樂施會[1]的會長。這些病患之間的共通點，就是本書要表達的一切，而我也因此很愛我的這些病患。

另外值得一提的是，讀者當下若是正在忍受重度憂鬱症的煎熬，那麼注意力勢必無法持久。請不要嘗試一次就閱讀一、兩頁以上的內容。你必然會忘記很多看過的東西；如果必要，重讀一遍。現在暫時把焦點放在第一章與第五章。等狀況好一點、可以維持較長的專注力時，再去閱讀其他章節的內容。在本書正式開始前，請各位讀者一定要記住：**只要做出正確的選擇，病患必然且確實可以走出憂鬱症，而且可以維持健康**。

注釋

1 譯注：樂施會（Oxfam）：一九二四年在英國成立的獨立慈善機構，以緩解全球貧窮狀況為宗旨，根據其官網表示，該組織與全球約九十個國家及地區合作推行消弭貧窮行動，改善與貧窮有關的社會不公狀況。

推薦語 陳嫃伊 3

專文推薦 再次認識憂鬱症：它和我們所想的一樣嗎？ 蘇益賢 4

謝辭 10

前言 12

第1章 什麼是憂鬱症？ 23

意志力強大的人，無法止住自己的掙扎，他們擔心他人會對自己失望，他們恐懼自己會對自己失望。於是他們就這麼繼續堅持，不斷地日復一日撐下去，直到突然的一聲「啪！」——保險絲熔斷。

臨床憂鬱症症狀30

第2章 歷史洪流裡的憂鬱症 39

最早期的文獻把憂鬱症解釋為遭到惡魔附身的結果。對憂鬱症的瞭解直到二次世界大戰後才有明顯進步，還是因為觀察癲癇、肺結核和帕金森氏症等與憂鬱症無關的病症才出現。

CONTENTS

CONTENTS

第12章　重點是？ 239

我們已經正視自己在埋頭追求傑出，或是畢生為了取悅所有人而努力的過程中，錯過了人生重點的這個事實。如果不是在一路前行的路上遇到了阻礙，完全不能繼續走的話，你根本就不會停下腳步重新省視自己的生活。做出改變——你已經找到了可以通往更快樂生活的鑰匙。

可以幫得上忙的機構 246

建議閱讀書單 252

第 1 章

什麼是憂鬱症？

看待憂鬱症有許多不同的角度，我會在第三章介紹各家的一些看法，不過當下我想把焦點放在我認為最重要的部分，那就是憂鬱症並非一種心理或情緒狀態，也不是一種精神疾病。憂鬱症不是精神錯亂。

憂鬱症是一種生理疾病。

憂鬱症是生理疾病的論點絕非隱喻，而是事實。臨床憂鬱症與肺炎、斷腿一樣，徹頭徹尾都屬於一種生理狀態。只要對病患進行腰椎穿刺手術（我的新病患聽到這個消息時都很高興，但我其實並不樂見），我就可以透過腦脊髓液（腦部與脊椎附近的液體）的化學分析，證明病患有兩種化學成分濃度不足。這兩種化學物質通常大量存在於腦部，而腦部中有一組結構的存量特別多。這組結構藉由一種電路形式影響腦部不同部分的運作。這套電路系統稱為**邊緣系統**（limbic system）。

邊緣系統掌控著身體的許多程序，譬如睡／醒週期、體溫控制、脾氣控制、飲食模式與荷爾蒙等等；人體內的每一種荷爾蒙都直接或間接地接受邊緣系統管控。這套系統維持所有這些功能之間的平衡運作。讀者中若有電機工程師，那麼必然會瞭解「反射電路」的概念。我們在任何一具複雜的機器核心當中，都可以找到反射電路。舉例來說，一架巨大的噴射機遭遇側風時，飛行員必須靠尾襟翼的轉向進行

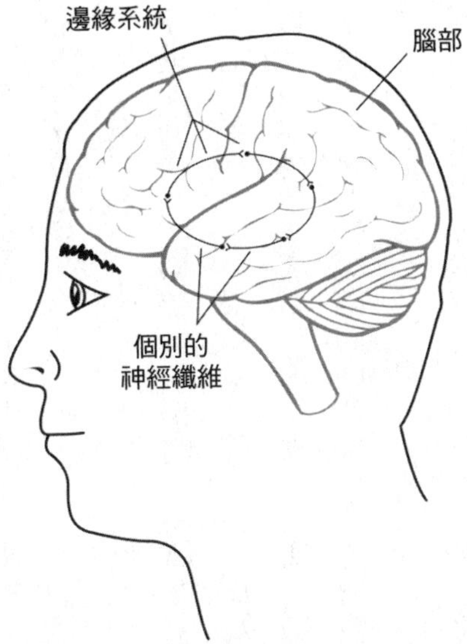

邊緣系統。這張簡圖顯示的是一條神經纖維鏈。整套邊緣系統涵蓋了數以百萬計的這種神經纖維鏈，此簡圖並未展示它們之間的複雜輸入與輸出狀況。

修正，但這麼做也意味著飛機的襟翼姿態必須做出相應的調整來維持機身的平衡，避免飛機自空中墜落。前述的每一個動作都會影響引擎輸出的推力以及許多其他的東西，而任何一個改變也都會對飛機內部相隔甚遠的許多不同部分帶來連鎖反應。因此我們需要有某種東西來協調整個機械結構在因應變化時的功能調整，維持各個不同部分與效率的平衡性。這個東西就是反射電路。反射電路是一種具備多重輸入與輸出點的電力迴路機制，可以讓機器設備的各個單位彼此「溝通」，在需要改變的時候適切地彼此互償。這個機制在本質上是一個巨大的恆溫器，同時掌控著許多不同的運作與功能。

邊緣系統就是一套反射電路，掌控著我之前提及的所有功能，而其最重要的任務，是掌控情緒。

一般狀況下，邊緣系統的運作狀況極佳。從大家在經歷了生活中的起伏後，很快就能回復到正常情緒狀態的共同經驗來看，人類的情緒通常非常穩定。在此，我們必須要把喪親之慟排除在外，因為那是一種完全不一樣的過程，持續的時間遠比我們身體適應重大事件的正常時間要長很多。就非喪親之慟的其他事件而言，我們的情緒通常會在短時間內恢復正常。舉例來說，如果有人因為《超級大富翁》（*Who Wants to be a Millionaire?*）[1]、彩券或足球賭博贏了一百萬英鎊，情緒的確會變得異常興奮，但也只會維持幾天，接著就會回歸正常，偶爾出現的激動表現，也多是在一開始的幾週，而且泰半是人生第一台法拉利跑車之類事件的回應。幾週後的某個星期二下午三點半，我們的情緒狀態，就會一如與改變人生大事發生前的情況。

由此可知，一直以來控制情緒的，並不是人生中的重大事件或生活品質，而是邊緣系統。長期來看，決定情緒狀態的機制就是這套電路系統。如果你高興，也可以稱之為身體的「情緒恆溫器」。

然而一如體內的所有其他系統與結構，這套系統也有其極限。如果我們對某根骨頭猛力打砸，次數只要夠多，骨頭必然斷裂。邊緣系統也不例外。

有些因素可能會造成邊緣系統的失靈，包括如流行性感冒這種病毒感染。我們大多數人都曾經歷過一定程度的病毒感染後憂鬱症。那是一種非常不愉快且令人虛弱的狀態，但一般來說很快就會雨過天晴。然而這種狀態有時並不會很快消失，進而導致一場全面爆發的臨床憂鬱症。順便一提，大家不要把這種病況與「慢性疲勞症候群」或肌痛性腦脊髓炎混為一談，後兩種疾病雖然也很容易在病毒感染後出現，卻是完全不一樣且非常難以處理的惡疾。

其他可能誘發邊緣系統失常的問題，還包括荷爾蒙狀態、禁藥、攝取過多酒精、某些處方用藥，以及生活中經歷太多重大變化、失去太多，或是面對與需求有所矛盾的選擇等等。

然而截至目前為止，最普遍的誘發原因是壓力。

不論肇因為何，結果都相同。邊緣系統的運作負載若超出極限，就會故障。問題點發生在一條神經末端與另一條神經頂端的間隙這個稱為**突觸**的豁口。邊緣系統中有數以百萬計的突觸，而這些突觸也是整個電路系統中最脆弱的環節。在本質上，一條神經纖維就是一條電纜。當神經脈衝開始在神經纖維內傳導時，脈衝可以一路暢順地直達神經纖維末端；棘手的部分在於如何讓脈衝通過突觸。這個工作需要由第一條神經纖維釋放出化學物質注入突觸，回應已抵達神經纖維末端的脈衝。神經纖維所釋放出的這些化學物質會穿越突觸，一旦足量的化學物質被送到了下一條神經纖維的頂端時，脈衝就會被觸發。就這樣，神經脈衝透過這方式穿過間隙，持續電路的運作。

在臨床憂鬱症領域裡，受到影響的部分就是這些**化學傳導物質**。在對應壓力或任何其他的誘發因素時，邊緣系統內突觸中的這些化學物質會大幅下降（神經對於這些化學物質的敏感度可能也會下降）。我們目前仍無法確認這種情況發生的實際原因，但是卻知道這樣的情況的確會發生，也知道這種情況對於整套電路系統的影響——邊緣系統會因此逐漸停止運作。

一般認為化學傳導物質中含有血清素與正腎上腺素，但最近發現了另外兩種化學物質，亦即多巴胺與褪黑激素這兩種荷爾蒙，也在傳導過程中扮演了一定的角

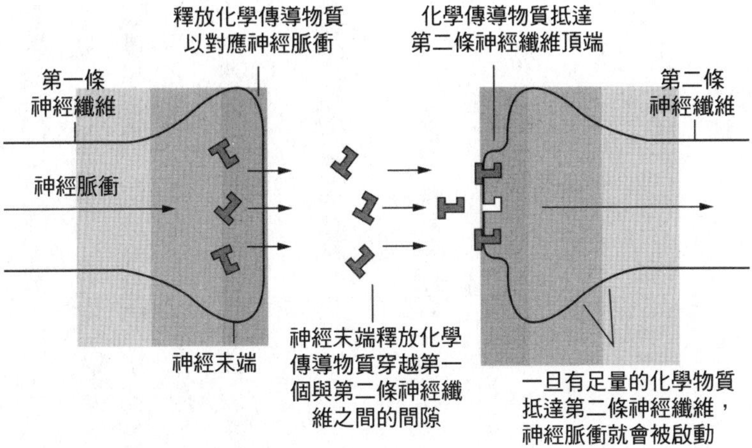
釋放化學傳導物質
以對應神經脈衝
化學傳導物質抵達
第二條神經纖維頂端
第一條
神經纖維
第二條
神經纖維
神經脈衝
神經末端
神經末端釋放化學
傳導物質穿越第一
個與第二條神經纖
維之間的間隙
一旦有足量的化學物質
抵達第二條神經纖維，
神經脈衝就會被啟動

邊緣系統的突觸圖示

色。然而事實的真相，卻是我們根本就不確定這些化學物質與神經系統的運作方式。我們對邊緣系統瞭解愈多，就愈清楚我們已知的部分有多麼淺薄。不過話說回來，這不是一直以來的常態嗎？不管怎麼說，我們很明確地知道，邊緣系統中化學物質的改變，與憂鬱症的發展之間存在著非常重要的關係。

邊緣系統失靈時，就會出現一連串特色明顯的症狀。這些症狀就是我們用來定義臨床憂鬱症，以及把臨床憂鬱症與其他如悲傷、不爽或壓力等情緒狀態進行區別的條件。有些疾病的部分症狀，例如感染性單核球血症、甲狀腺機能低下或肌痛性腦脊髓炎等，會與臨床憂鬱症相同，除此之外，處在巨大壓力下的人，也可能出現某些這類臨床憂鬱症的症狀；但是如果有人具備了所有的這些症狀或幾乎所有的這些症狀，那麼當事人無疑就是罹患了臨床憂鬱症。大多數的臨床憂鬱症症狀都可以歸在「失去」這個標題之下，幾乎就等於是失去了一切——猶如整個身體都關了機，而且如我在之後章節中的概述，實際的情況很可能就是如此。

臨床憂鬱症症狀

早上的感覺非常糟糕，但隨著一天的開展，感覺好轉。

失去：

- 睡眠（通常醒得很早）*2
- 胃口*
- 精力
- 熱情

- 專注力
- 記憶力
- 自信
- 自尊
- 性欲
- 動力
- 享受
- 耐心
- 感覺
- 希望
- 愛
- 以及所有你可以想到的東西

早上感覺心情很糟是憂鬱症的特定「標記」，這種狀況源於荷爾蒙的變化。正常情況下，皮質醇這種荷爾蒙的濃度會在一天當中波動，高峰時間落於一大早，然後慢慢降低，到了晚上，仍在循環的皮質醇濃度已經非常低了。然而若罹患了憂鬱症，皮質醇早上的高峰期就會消失。某些憂鬱症患者身上出現了其他類型的皮質醇混亂模式——事實上，在二十四小時的期間內，血液中的皮質醇濃度有升高的趨勢——不管怎樣，原本身體期待的，是一天當中皮質醇濃度的正常變化，而一旦這種情況未如預期般發生，似乎就是問題的起因。因此病患在早上會覺得情緒變得更糟糕。憂鬱症真的是一種生理疾病，大家若有任何疑問，這種現象就是證明。有些研究人員把皮質醇濃度的升高視為憂鬱症更核心的因素，甚至是真正的成因，他們認為皮質醇的不正常變化擾亂了人的生理時鐘，也因此阻斷了人體的正常運作（請參見第三章的「冬眠」一節）。

許多憂鬱症患者所經歷的記憶力喪失，其實是表面症狀，而非真正的病情。實際發生的情況是病患在憂鬱症發作期間，無法集中注意力，也因此無法正確接收資訊，以致當事人在事後無法取得這份資訊，因為這份資訊從一開始就沒有進入記憶儲存區。事實上，有證據表明，記憶一旦落腳，即使是憂鬱症發作也不會對之產生重大影響。

還有一個更重要的事實：憂鬱症，或至少是因壓力所引起的最常見憂鬱症類型，幾乎都只會發生在一種人身上。事實上，正是因為如此，我才會在對病患進行訪談時，插入一個小小的餘興節目，先一步鐵口直斷對方的個性，然後再請他們說說自己的個性。一般來說，在心理衡鑑過程中，大家都期待醫師或專家針對病患個性的各個層面進行詢問與探究。我從來不給自己找這個麻煩，因為我的病患狀況幾乎都相同。下列是臨床憂鬱症病患共通的人格特質：

- （道德）強勢
- 可靠
- 勤勉
- 強烈的善惡觀
- 強烈的責任感
- 習慣性地把他人的需求置於自己的需要之前
- 敏感
- 易受他人評論傷害
- 奠基於他人評價之上的自尊

若你遇到了無法解決就得賠上自己房子的問題時，這類人就是你會求助的對象。他們是我們可以託付性命的安全後盾。沒錯，這樣的人通常是人人敬慕的對象，而他們身邊的人也往往將他們的所有付出視為理所當然，並心安理得地接受。於是他們生病時，所有人都會感到驚訝；的確，大家怎麼想都想不到這種人會有倒下來的時候。

如果我們把憂鬱症視為生理狀況，那麼病患之所以會成為病患，也就不那麼令人詫異了。這麼想吧，如果面對一連串壓力的，是個意志力薄弱、冷漠自私或懶惰的人，那麼他可能很快就會放棄，因此永遠都不會背負足以讓自己生病的壓力。相反地，如果是一個意志力很強的人，他則是會以試圖克服的心態，去對應接踵而至的這些壓力。畢竟這樣的人在過去也是憑藉勤奮與努力，克服了每一次的挑戰。於是他們持續堅持，吸收愈來愈多的壓力，直到憂鬱症症狀無可避免地出現。大多數人到了這個地步都會說：「等一下，現在的情況實在太荒謬了，我做得太多了，現在都出現病症了！你們都必須出力協助；大家各自的事情也該各自負責了。你們必須把自己的問題弄清楚、解決掉。」這樣的人會在墜入憂鬱症深淵前，即時懸崖勒馬。然而那些敏感、缺乏強大自尊的人，卻無法止住自己的掙扎，他們擔心其他人會對自己失望，更有甚者，他們恐懼自己會對自己失望。於是這些人就這麼繼續堅持，不斷地日復一日撐下去，直到突然的一聲「啪！」——保險絲熔斷。

事實就是一根熔斷的保險絲。同樣地，這樣的說法並不是隱喻，因為邊緣系統就是一種保險絲機制，一旦這個系統出現熔斷，不論當事人怎麼努力，結果都注定一事無成。當保險絲熔斷時，即使輸出一千安培的電力，也是徒勞無功。

所以關掉電源吧。

在稍後的章節中，我會回頭再談這種狀況，而現在大家應該記住的重點是：覺得自己意志薄弱、覺得自己罹患了憂鬱症，就應該引以為恥的觀念，是一種大錯特錯的理解。**你們之所以罹患憂鬱症，是因為你們太強大了**。和病患狀況相同的人不在少數。憂鬱症是好人與偉人的苦難。下列是一小撮飽受憂鬱症所苦的名人：

- 奧利佛・克倫威爾（Oliver Cromwell）[3]
- 亞伯拉罕・林肯（Abraham Lincoln）
- 艾薩克・牛頓（Isaac Newton）
- 埃德加・愛倫・波（Edgar Allan Poe）[4]

- 路德維格・范・貝多芬（Ludwig van Beethoven）
- 文生・梵・谷（Vincent Van Gogh）
- 溫斯頓・邱吉爾（Winston Churchill）
- 伊夫林・沃（Evelyn Waugh）[5]
- 厄尼斯特・海明威（Ernest Hemingway）
- 東尼・漢考特（Tony Hancock）[6]

注釋

1 譯注：《超級大富翁》（*Who Wants to be a Millionaire?*）：一九九八年出現在英國的益智類電視節目，以回答問題累積獎金型態進行，最高獎金一百萬英鎊。後來包括美國在內的許多國家都複製這類型的節目，最高獎金幾乎都是一百萬當地幣值。

2 標示*號的項目，偶爾會出現增加而非減少的情況。

3 譯注：奧利佛・克倫威爾（Oliver Cromwell）：一五九九—一六五八，英國政治人物與軍官，是英國歷史上極具影響力與爭議性的人物。克倫威爾是英國內戰的關鍵人物，也是一六四九年堅持處死查理一世的核心人物，他曾無情鎮壓蘇格蘭與愛爾蘭天主教徒，於一六五三年開始擔任新成立的英格蘭、蘇格蘭與愛爾蘭聯邦（Republican Commonwealth of England, Scotland and Ireland）護國公（Lord Protector），直至去世。

4 譯注：埃德加・愛倫・波（Edgar Allan Poe）：一八〇九—一八四九，美國作家、詩人、編輯與文學批評家。以詩作和短篇故事聞名，其中又以神祕與驚悚作品最為人稱道。一般認為他是美國文學浪漫主義的核心人物之一，也被視為偵探小說始祖，對科幻小說的興起也有很大貢獻。

5 譯注：伊夫林・沃（Evelyn Waugh）：全名 Arthur Evelyn St. John Waugh，一九〇三－一九六六，英國小說、傳記與遊記作家，也是位多產的記者與書評。著名的作品包括《衰落與瓦解》（*Decline and Fall*）、《一掬塵土》（*A Handful of Dust*）、《欲望莊園》（*Brideshead Revisited*）以及二次大戰三部曲《榮耀之劍》（*Sword of Honour*）等。被譽為二十世紀英語世界最偉大的散文作家之一。

6 譯注：東尼・漢考特（Tony Hancock）：一九二四－一九六八，英國喜劇演員，最廣為人知的作品是一九五四年在英國廣播公司（BBC）開播的系列性節目《漢考特的三十分鐘》（*Hancock's Half Hour*）。

第 2 章

歷史洪流裡的憂鬱症

臨床憂鬱症可以說是世上最常受誤解的疾病，而大家當下對於憂鬱症患者的污名化，也不過是略為淡化的歷史曾經罷了。最早期的文獻把那些處於極度孤僻狀態者，解釋為遭到惡魔附身的結果，但其中許多案例應該都是臨床憂鬱的問題。古希臘文學中，這類惡魔般的典型隨處可見，儘管可謂集當代各種專科醫生於一身的希波克拉底（Hippocrates）[1]強調更人性化與描述性的治療方式。希波克拉底（或當時的多位醫生）是首位描述「歇斯底里」症狀的人，反映出當事人的症狀或行為很可能是心理過程所造成的結果的事實。羅馬與希伯來作家都偏好以惡魔附身論解釋心理疾病，而這樣的描述在《聖經》中也不止出現一次。當時在整個歐洲，只要有人因憂鬱症出現了人格改變，或因其他疾病影響了心智，一般人首選的原因都是病患遭到惡魔附身或被魔法控制。這樣的情況一直持續到十八世紀中，而在北美，持續的時間甚至更長。一四八六年出版的《女巫之槌》（*Malleus Maleficarum*）[2]所描述的治療方式簡單粗暴。憂鬱症會花上這麼久的時間才受到承認，其實一點都不令人驚訝，因為排隊接受診斷與治療的人顯然不多。

中世紀的人認為憂鬱症是肝功能過盛造成的問題，導致「黑膽汁」的累積。這種疾病的名稱源於一種直到近期才消褪的假設。我還在學校念書時，「陰霾憂鬱」

（melancholia）[3]還是個很普遍的用法。然而一八〇〇年前，對於心理出現問題的人，除了虐待，文獻上幾乎沒有提及任何治療方式。山謬爾・普拉德（Samuel Proud）是曾經試著伸出援手的人。一七八〇年，普拉德以「瀉藥和水疱療法」來治療病患，不過他並沒有醫師資格。

十九世紀末，被安置在收容所裡的病患景況有了改善，然而從可取得的資料看來，也只有那些大家認為會對社會帶來危險的病患才能接受治療。這些病患當中有少數是重度憂鬱症患者，大多數病患都是思覺失調或重度的智能發展遲緩（智障）。在二十世紀肇始之初就以「醫療模式」（medical model）闡述心理狀態的第一人，是德國精神病學教授艾米爾・克雷佩林（Emil Kraepelin）[4]。他確認諸如思覺失調症、狂躁症與憂鬱症的心理症狀，很可能都源於生理的基礎問題，但他無法明確知道是什麼樣的生理問題。不過，這樣的論點已讓我們向前跨進了一大步，更接近那些因為表現症狀而無法對社會有所貢獻的人是病患、而非惡人或墮落者的概念。諷刺的是，我在一九七〇年代與八〇年代的專業學習期間，「醫療模式」這個詞往往遭到一些更前衛的治療者濫用，他們用它去形容那些他們認為只知開立藥物的醫生的觀點[5]。時代變化實在太大了啊！

大約在克雷佩林撰書立著的同時，佛洛伊德與他的摯友正在高調地顯露身手。有人最後提出了一些可以轉換為治療方式的概念。佛洛伊德並不排斥精神障礙的醫療模式——不但不排斥，最終他還相信所有的精神疾病都可以在大腦內找到生理方面的根據。但佛洛伊德也承認精神與身體過程不可分割；精神棲息於腦子這個生理結構當中。他專注於自己的才能，也就是他對人類行為的觀察力，也因此理解到除了有意識的思緒外，造成這些病況的推手，顯然還有許多其他的因素。於是他開始研究病患潛意識部分的精神作用，並將這些潛意識與其基本的驅力連結在一起。如果佛洛伊德可以幫助他的病患解決自身各種驅力之間的衝突，不論是意識或潛意識層面，那麼根據他的假設，病患的症狀就將不復存在，問題也就獲得了解決。事實上，佛洛伊德大多數的研究對象所面對的問題，都不是我們現在稱為憂鬱症的疾病，儘管如此，他在思想上帶來的轉變卻一樣深遠。

言歸正傳，即使到了後來，在兩次世界大戰之間進行的一些治療方式，現在看起來也相當怪異。一種治療方式是以注射胰島素的方式，讓病患陷入昏迷。另外針對因梅毒而出現包括憂鬱症等症狀的病患，有一種治療方式是刻意讓他們染上瘧疾。

整體狀況直到二次世界大戰後才出現明顯進步，而這樣的進步還是因緣際會地由於觀察一系列飽受癲癇、肺結核和帕金森氏症等與憂鬱症其實並無關係的病患狀況所致。

專家之前曾藉由觀察發現，癲癇或憂鬱症病患往往在發作特別頻繁的時段之後，可以得到一段情緒較為和緩的時間，也因此在一九三〇年代，電痙攣治療（electroconvulsive therapy）因應而生。這種療法的明確結論，就是要針對沒有痙攣問題的病患，誘發痙攣狀態。一開始，執行者利用化學品的注射以及諸如頻繁閃燈的其他方式，達到誘發痙攣的結果。後來大家發現最有效的痙攣誘發方式，是讓電流通過太陽穴。

早期的治療令人不忍卒睹，卻也為諸如出品《飛越杜鵑窩》（*One Flew Over the Cuckoo's Nest*）[6]等電影的好萊塢製片，提供了莫大的發揮空間。令人遺憾的是影視上的這類呈現，讓某些人留下了錯誤的印象，讓他們誤以為電痙攣治療至今依然是種殘暴的治療方式，是種震懾難以管束病患的手段。

其實電痙攣治療的確有效。對於那些病情非常嚴重，而且根據症狀性質，完全無法進行任何對話型態治療的病患來說，電痙攣治療是第一種真正帶來改變的治療方式。一些被關在精神病院多年的不幸者，也因此迎接了新生。

更大的治療躍進來自抗憂鬱藥品的發展。第一種抗憂鬱藥品是異菸鹼異丙醯肼（iproniazid），它在一九五〇年代是大型肺結核病房用來抗肺結核的用藥。肺結核病患愛死了這種可以帶來亢奮感的藥，但是護士對於那些興奮不已的病患，跑來跑去擾亂病房秩序的狀況，卻不太高興，於是作為抗生素藥品的異菸鹼異丙醯肼就被停用了。但是服用了這種藥物的憂鬱症患者卻也出現了同樣戲劇性的結果，至少部分病患如此。第一類的抗憂鬱藥物單胺氧化脢抑制劑（Monoamine oxidase inhibitors，簡稱MAOIs）於是橫空出世。直到今日，醫生偶爾還是會開立這種藥物給病患。

那之後的大約一年內，大家又注意到了米帕明（imipramine，也當成抗組織胺用藥）這種用來治療帕金森氏症的藥物，它可以持續提振帕金森氏病患抑鬱的情緒，這表示米帕明並不是像安非他命那樣僅僅只是興奮劑而已。順便一提，當時在治療諸如思覺失調症之類的精神病患上也曾試過這個藥物，但結果不盡理想。儘管如此，思覺失調症的治療方式仍在這個相同的時間點走入治療的黎明期，當然這是另一個故事了。

此時還發生了另外一件事情，那就是醫生注意到降血壓藥物利血平（reserpine）

引發的症狀，與臨床憂鬱症患者的表現很難區別。這種藥物藉由降低人體體內的化學傳導物質**正腎上腺素**來降低血壓。醫生於是推論，憂鬱症的導因可能是腦部有些部分缺乏正腎上腺素。而鑑於米帕明可以在腦部相同部位增加可用的正腎上腺素，這件事實也證實了這樣的理論。事實上，大家還發現米帕明可以提升另一種化學傳導物質的活動力，那就是**血清素**。最後，研究人員證實血清素對於憂鬱症的重要性，其實要比正腎上腺素更高。從那個時候開始，這些化學物質如何影響腦部特定種類神經纖維的特定部位，以及其活動功用的調查科學，就開始變得驚人複雜，而且複雜程度遠遠超過我的理解能力所及。不過自始至終，**憂鬱症是一種化學狀態**卻是明明白白的重要事實。

第一種**三環抗憂鬱劑**米帕明出現後，阿米替林（amitriptyline）以及之後一堆其他藥物很快又問世，改變了當時及之後數以百萬計臨床憂鬱症患者的生活。雖然自那以後開發出來的其他藥物副作用較小，但在治療劑量上，尚未發現可以與米帕明匹敵的藥物。在大部分的情況下，臨床憂鬱症如今首次可以得到有效的治療。

近期更是發展出一系列更安全的藥物，特別是過量使用的風險較小，而絕大多數的病患對於這些藥物的接受度也更高。其中宣傳最廣的，莫過於包括百憂解

（Prozac）在內的選擇性血清素回收抑制劑（Selective Serotonin Reuptake Inhibitors，簡稱SSRIs，這類藥物也的確具備大肆宣傳的價值）。當下的抗憂鬱藥物治療不僅有效，而且通常服用簡單。

同時，心理治療方式也在持續進步中。一九六〇年代與七〇年代，**行為心理治療**正在發展。這種心理治療方式根基於制約原則。制約原則是一種直接了當的結構化模式，將訓練動物的方式進行變化組合後應用。行為心理治療師對病患的過去毫不在意，他感興趣的是病患當時當下的**一舉一動**，這個才有意義。心理治療師會教導病患一些技巧，引導病患在行徑上做出改變，以運作得更好。行為心理治療在處理焦躁問題上，成效一直非常好，因此在憂鬱症治療方式中也占有一席之位，因為焦躁與憂鬱往往都是攜手同行，但這種治療對於純憂鬱症的效果有限。這一點我們稍後還會談到。

認知到行為心理治療療效有限的心理學家，開始關注行動與思緒之間的關係。他們瞭解到憂鬱症患者往往都會出現負面思考，並假設如果可以改變他們的思考方式，不論在當下或從長期來看，病患的疾病本身可能也會受到影響。這些心理學家的想法一點也沒錯。現在大家都已接受了他們所發展出來的**認知治療**方式，有時候又稱為**認知行為治療**（簡稱 CBT），這種方式是最廣為人知的憂鬱症有效心理治療方式。認知行為治療加上抗憂鬱藥物，在許多病患身上所展現的療效，一直都比單一療法更佳。

一如我在後面章節中會提到的，大眾可能會認為，認知行為治療顯然比其他型態的心理治療更有效，但這種不公平的判斷只是因為其他型態的心理治療結果更難量化。我認為大家目前應該更努力專注於發展更實用且經濟效益更高的短期諮商與探索性心理治療方式。

走筆至此，我們已更新到最近的狀況了。大家現在的追求重點在於更有效但副作用更小的抗憂鬱藥物。遺憾的是，在如何讓已康復的憂鬱症患者**維持**健康的狀態上，我並沒有看到相同的熱切追求。要維繫憂鬱症患者復原後的健康狀態，就需要有整體觀，需要認知到憂鬱症具有許多面向，而為了維持健康的身心，病患首先必須瞭解自己為什麼會生病。除此之外，社會也需要努力瞭解並具備相同廣度的觀念，但是我到現在還未看到這樣的跡象。憂鬱症患者在過去許多世紀都因惡魔附身之名遭到處決。現在的憂鬱症患者則是在經過了急性發作的治療後，再次被丟著自生自滅。或許這還算得上是進步吧。

為了對應這個病症，並讓復原期可以延續，我們需要瞭解對於這個病症及病因的各種不同看法。下一章，我會試著為大家說明這個部分。

注釋

1 譯注：希波克拉底（Hippocrates）：約西元前四六〇—前三七〇，古希臘醫生，被譽為西方的「醫學之父」，其預後與臨床的觀察，還有對疾病進行系統化分類等方法，對後來的醫學發展貢獻卓著。

2 譯注：《女巫之槌》（*Malleus Maleficarum*）：德國天主教教士亨德利克·克拉瑪（Heinrich Kramer）所著，詳列了巫術、女巫相關的法律與神學文件，在十五世紀被視為魔鬼學（demonology）的綱要作品。

3 譯注：「melancholia」是一個希臘字，源於melan（黑色）與chol（膽汁）兩個字的結合，指的是一種極度悲傷或無助的感覺。現在醫學將這個字用在抑鬱型憂鬱症（melancholic depression）上，作為與非典型憂鬱症的區隔。

4 譯注：艾米爾·克雷佩林（Emil Kraepelin）：一八五六—一九二六，德國精神病理學家，有人認為他是現代科學精神病學、精神藥理學和精神病遺傳學的開山鼻祖。

5 譯注：關於身心障礙有「醫療模式」與「社會模式」兩種觀點。前者關注身心障礙的生物醫學面向，後者著重身心障礙的社會建構面向。

6 譯注：《飛越杜鵑窩》（*One Flew Over the Cuckoo's Nest*）：一九七五年的美國電影，由一九六二年肯·凱西（Ken Kesey）的同名小說改編而成，米羅斯·佛曼（Miloš Forman）導演，傑克·尼克遜（Jack Nicholson）主演，囊括了一九七六年奧斯卡最佳影片、導演、男女主角與最佳劇本等五項大獎，有人稱之為「影視表演的必修課」。

第3章

憂鬱症的成因是什麼？憂鬱症致病模型及其意涵

每個人對於臨床憂鬱症都有自己的一套見解，我也不例外。對於哪種憂鬱症致病模型才是正確解答，精神醫學學會曾經有過頻繁且非常無聊的爭議。這種情況至今依然發生，不過令人慶幸的是，因為臨床醫生與其他群體都認知到任何單一概念均無法完全解釋憂鬱症的所有層面，所以這類的爭議少了許多。

當我們聽著一位心理藥物學家與一位心理治療師爭辯時，就像是在目睹兩個為了眼前一個物體而爭吵不休的人。一個堅持：「就是綠色的！」另一個則斷言道：「不對，是圓的！」結果他們爭辯的東西是顆蘋果。「拜託，」我這麼說：「你們直接拿起來吃就行了。」

接下來會談論到的所有模型，每一種都對某些人有意義，而在我眼裡，這些模型都有個共同的結論，亦即如果我們放任具保險絲功能的邊緣系統過載到一定的嚴重程度，並持續一定時間，保險絲必然熔斷。這也是讀者可能會覺得本章節提及太多理論的原因，因為我相信擊敗這種疾病的一個關鍵，就是要清楚知道病患為什麼會罹病。儘管所有理論的結論都相同，但每一種理論的意涵都有些不同。各位讀者要注意哪些病因模型與意涵最貼近自己的狀況，然後採取必要的行動。

我先說個故事作為開始吧。有個小女孩（也可以是個小男孩），我們就叫她珍。

珍是個非常受寵的孩子，至少表面看起來如此。她的一切都只能是最好的。最好的教育、餐點、玩具、衣物，一切的一切。她那對成功專業人士類型的父母，讓她在物質上一無所缺。舉例來說，她在耶誕節總是能得到當時大家都想要的最熱門禮物。然而這對父母卻忘了一件事。對孩子來說，最重要的不是父母為孩子做了什麼，而是父母能讓孩子為父母做些什麼。珍在學校裡花了很長很長的時間，努力完成了一幅畫作。當她驕傲地把自己這幅仍不斷滴著膠水、塗料與亮片的畫作遞給父母時，他們不是太高興。「不錯，很可愛，乖女兒，不過別把屋子弄髒了，找個地方好好收起來，要放整齊哦。好了，現在過來拆你的大禮吧。你一定會愛死這份禮物了。」珍的畫作，連同她的價值感，全被丟到了一邊。

後來她參加學校的第一次考試，把所有的時間全投入學習。畢竟在家也沒什麼事情需要她做，還不如專心念書。學期結束時，她手中緊緊攥著她得到全班第一的成績單。其實她並沒有太大的期待，因為父母在過去從未給她太多的讚揚。然而這次珍在學校的好成績卻為她父母爭了光，他們也注意到了這件事。「哇，親愛的乖女兒，這真是太棒了，你就是天才，我們太以你為傲了！」

從那一刻起，珍就上癮了。有生以來第一次覺得自己很重要。於是她在下一學期更用功，結果再次拿到耀眼成績，而且得到了更多她非常渴望的關注。就這樣，整個情況無限循環，珍不斷在學業上嶄獲成功，直到大家都認為她一定會出人頭地。這時事情變得沒那麼容易了，因為就在她父母一直對所有人說「當然囉，她一定會進牛津，不然就是劍橋，拿第一，前途一片燦爛」的時候，她正卡在一些想要努力跨越，卻發現難度愈來愈高的難關當中。而珍之所以會陷入這樣的窘境，就在於隱藏在她超乎常人的勤奮與努力背後，是她只有一般人水準的聰明才智。但是她始終咬牙用功，因為她必須這麼做。她沒有其他可以支撐自尊的定樁。她要達到符合父母期待這個自己想要的結果；她要上大學；她要不眠不休地一直念書，讓自己永遠是優等榮譽生。到了這樣的境地，讀書早已失去了樂趣，因為她的成功是奠基於所有熟識者的假設之上。她後來抄捷徑進了一家大公司，一路平步青雲，快速晉升。珍也結婚生了一個孩子。當然，孩子出生後，她一有機會又重回職場。

這個時候的珍面臨了一個早晚都會發生的兩難。公司裡有一大堆其實更有能力的人與她競爭。而現在她已經是日夜不停、馬力全開地在工作了。她丈夫對她總是在工作的情況，早就表達了極度的不滿，而她自己也因為沒有時間與精力陪孩子而感到非常內疚。她想做一個完美的妻子與母親，也想在職場上有最好的表現。事實上，她必須要達成這些目標。

她有兩個選擇：失敗或再加倍努力，而選擇後者必然會讓她在自己不斷施加壓力的情況下崩潰。可是她不能失敗；失敗要比死亡更難接受，因為除了不斷的成功，珍沒有其他的方式可以讓她感覺到自己的價值。

她用意志力與耐力繼續全力以赴，最後果然罹患了憂鬱症。珍始終在逃避面對自己其實並不完美的現實。「我本來有機會當執行長的，當然，後來我生病了。」

多麼沉痛的代價啊！

其實我們只要瞭解一個人的個性型態，應該很早就可以推斷出哪些人注定會罹患臨床憂鬱症。我寫這本書的時候，電視上正播放著一則廣告：彼得・奧圖（Peter O'Toole）[1]先後裝扮成巫師與父親，鼓勵著一個穿著足球衣的小男孩。「你能夠克服你的恐懼嗎？你能夠抓住風嗎？你能夠打破豎立在眼前的藩籬嗎？你可以，我的孩子，你做得到！」

他當然做得倒，你這個老傻瓜——他的蠢只在於害怕讓你失望。他會為你達到目標，然後讓你占去所有的功勞。接著他就會得到臨床憂鬱症。所以**別打擾他，讓**

他學會如何讓自己開心。

我們再來看看心理學家與心理治療師對於這種疾病的其他深刻見解。不過在開始說明前，我必須先強調一點。大多數的心理治療師並不提供醫囑，他們更傾向於幫助病患找到病患自己的答案。書中的指導與囑咐都是我個人的意見，這些意見也沒有反映任何心理治療界的共識。事實上，心理治療師認為敦促病患改變正是自己不該做的事。在心理治療中，沒有對錯，只有探索。

一些精神分析理論的模型

過於活躍的超我

我認為各界給予佛洛伊德的負面責難並不公平。儘管他的一些理論現在聽起來有些奇怪，但它們遭到他人誇大與惡搞的狀況也確實存在。他的著作距今相隔了一個世紀，在當時，重度憂鬱症的治療方式還包括用鍊條把病患縛捆在牆上、用高壓水柱沖擊，或綁在旋轉椅上，快速旋轉一段很長的時間。「你覺得好一點了嗎？」

「好多了，好多了，請不要再這樣做了，求求你！」成功治療再下一城！

佛洛伊德一頭闖進了這個臨床環境中，提出了一些激進的主張，舉例來說：人生的早期經歷決定了成為成人的我們，我們與父母的關係決定了我們心靈的運作方式等等，都是從佛洛伊德才開始的想法。這些在現代屬於老生常談的概念，在當時都是開創性的言論，而且很可能還是二十世紀初，精神疾病病患的管理之所以從監管移轉到治療架構的最大成因。

我的重點只會聚焦於他的眾多概念之一：超我（superego）。

佛洛伊德將心靈分成三個部分：本我（id）、自我（ego）與超我。本我是我們每個人的原始部分，包括了不受意識約束的驅力，譬如爭鬥、為了資源競爭、性交以及即時行樂與滿足。自我是所有心靈部分的核心綜合體，是自身，是「這就是我」。超我是意識，這個部分隨時約束著本我，讓我們得以維持在文明與受控的狀態。心靈的這三個部分在生命的非常早期就開始成型。超我的發展方式，是藉由成長中的孩子從父母那裡學習到界線的存在，知道在什麼程度內可以滿足自己的原始欲望。如果父母態度堅定卻溫和，孩子會發展出一個良好的道德結構，也會具備未來享受圓滿人生的能力。

如果父母嚴苛、挑剔，總是打擊孩子，可憐的孩子就會因為壓抑與自責而長成一個負擔過重的人。但令人難過卻又諷刺的事實是，我遇到的孩子，對他們那些根本不配為人的父母，總是有著強烈的依戀感。一個滿懷愛意的溫柔母親所教養成人的兒子，往往鮮少給予母親關懷，甚至連在母親生日時打通電話給她都要妻子提醒，反過來看，那些自私自利的暴君母親所養大的孩子，給予母親的愛與關注卻是源源不絕。以前有個由朗尼・柯爾貝特（Ronnie Corbett）主演的喜劇影集《對不起》（*Sorry!*）[2]，因為劇情過於真實，我只好停止觀賞。朗尼在劇中扮演四十五歲依舊單身的提摩西，與父母同住。他那位奇葩母親，用冷酷操控的機智，指揮著兒子的一言一行，他的父親則是為了躲老婆而一頭埋進盆栽棚裡，避不見人。每當提摩西認識不錯的異性時，他的母親就會破壞兩人的關係，把兒子緊緊掌握在手掌心中。「你為什麼要讓你母親這樣對你？」被激怒的女友這麼質問提摩西，但他並沒有答案。事實上，答案是他的一生其實注定了就是一場為了得到母親的愛與認可的掙扎。提摩西永遠也不會成功，因為他的母親除了自己眼前的需要與期望以外，完全看不到其他的東西。如果這位母親的眼光能夠長遠一點，她的兒子就會長成為一個自信、開朗並早已離開她的人。

另外一個令人覺得諷刺的事情，就是當這類父母離世後，陷入困境的成年子女不但不會喜獲自由，反而會取代父母的位置，加劇自我批評與自我否定的程度，就像肩膀上繼續扛著愛挑剔與喜歡打擊孩子信心的父母，不斷說著他有多麼糟糕、多麼一文不值。這就是當事人一再攻擊自己的超我。這樣的人一輩子只會注意其他人的需要，然後世界上占便宜的人會發現這種人的存在，於是當事人很快就發現有一堆人對自己提出要求。就這樣，保險絲開始超載。

所有的憂鬱症成因模型都有其意涵；這個模型的意涵在於除非當事人拒絕接受愛批評的父母或超我的價值觀、說法與假設，否則不但永遠都得不到快樂，還會一直病下去。所以病患需要立即行動，讓自己擁有時間、空間與歡樂。如果這麼做會讓病患感到愧疚，那

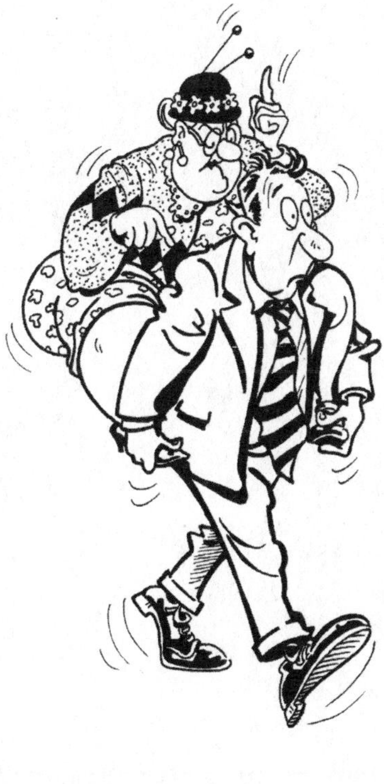

就愧疚吧。稍後我會與各位討論如何把自己的愧疚轉換成有用的工具。不論如何，病患必須做出改變，若沒有改變，一切仍會維持毫無希望的現狀。

內化的怒氣

大多數的精神動力取向或探索性的心理治療師，都把憂鬱症視為一股轉而對抗自我的憤怒。對付憤怒只有寥寥少數幾種因應之法。我們可以毫無忌諱地爆發憤怒，但這樣的對應方式往往會讓人陷入麻煩，也會受到其他人的疏遠。我們也可以讓怒氣**昇華**，將憤怒轉化成生氣勃勃的行動，譬如運動，或是在工作或藝術領域展現出好勝的努力。在這些領域中表現最成功的許多代表人士，很明顯都是憤怒之人。我們可以透過平衡的堅定態度，在第一時間就制止憤怒的累積。這裡所說的堅定態度，指的是與攻擊性相反的特質。堅定的人會平靜卻固執地要求自己所需要的一切，並明確釐清可以接受與不能接受的一切，因此個人的需求會得到滿足，當事人也就沒有理由生氣或變得攻擊性十足。相反地，不堅定的人無法或不願意清楚說出自己的需求，於是當其他人忽視他、刻意占他便宜或覺得他做的一切都理所當然時，當事人只會生悶氣。最終，累積的怒氣衝破容忍界線，所有的憤怒就會以一種攻擊性的迸發方式爆開。這種爆發有時會在酒精的催化下出現。我有一些病患刻意喝酒過量，因為這是他們能夠表達挫敗感的唯一方式。遺憾的是，這樣的狀況往往也容易導致關係的破裂。

另一種對應怒氣的方式是壓抑：也就是把憤怒深深地埋在腦後。在人生早期就遭到逆境打壓的人，很小就知道如何壓抑自己的憤怒，因為這種作法在當時是項必要的技能。遺憾的是當這種作法在日後變成適得其反的阻礙時，卻通常不太可能擺脫。在我那一代，以及我之前的時代，念公學[3]的男學生（與女學生）就是這樣。那些對這種情況應該知之甚詳的人（我們的配偶）會告訴我們，當環境順遂時，我們一切都很好；但是當空氣中瀰漫著一股情緒火藥的味道時，一堵完全無法穿透的無形之牆，就會從天上砸下來。原因很簡單。在過去，住宿學校都是相當嚴格、寂寞與野蠻的地方。我還記得當初第一個學期開學被送到學校時，我看到爸媽的車子消失在學校車道的盡頭，一個月都不會再出現的那刻，我的心都碎了。對一個八歲的孩子來說，一個月與永遠差不了太多。其實那天之後，我曾經歷過好幾次喪親與其他的失落感，但這些痛苦都比不上第一學期開學那一刻的崩潰。在這樣的環境之下，一個人很快就會學會隱藏自己的感覺，特別是悲痛之情，因為在住宿學校宿舍的權勢階級結構中，任何脆弱的展現都可能成為他人用來占上風的機會。必然的結果就是哀憐、悲傷、羞愧、恐懼、寂寞與憤怒等各種情緒的不斷累積。

寄宿學校教育因此生產出一群情緒控制的產品。學生表面看起來冷靜自持，但心底卻是一團火，而且鮮少涉入衝突性的爭執之中。然而當這些孩子的處境因為各種不同的緣故而變得惡劣時，他們的怒氣就必須找到宣洩之口。有時候憤怒情緒會內化轉向針對自己。學生把生活中愈來愈多的問題全怪罪到自己頭上，加倍努力地想要找出解決對策，於是壓力開始超載。這些孩子的自我一旦遭到超我的攻擊，他們的邊緣系統也會開始嘎吱作響。

不僅公學學生，每個人都可能碰到相同的遭遇，唯一可能的例外是那些從小就生活在充滿愛與呵護環境中的人。這兩種截然不同的結果給父母的訊息其實很清楚：孩子不需要變得強悍。經歷過嚴苛管訓體制洗禮的孩子，或許表面看起來強悍，但事實上這很可能只是幻影。他們在未來只會變得愈來愈脆弱、累積愈來愈多的傷害。他們需要的是濃濃的愛，是溫暖與擁抱；力量其實源於溫柔。

對於那些認知到自己需要壓抑諸如怒氣之類情緒的成人，改變待人處事的態度，是值得一試的方法。在這章後面的「ＯＫ的心態」那節，我會再回到這一點，不過現階段，瞭解到自己正在積累的憤怒或其他負面情緒，很可能會在日後諸事不順的時候回頭攻擊自己，就已足夠。

與過去的失落共振

第一次遭遇壞事時，我們通常不會因此致病。特別是孩子，無論你丟給他們什麼，他們似乎總是能應付；孩子的適應力令人稱奇。舉例來說，父親因癌症過世的十二歲女孩，不會出現明顯憂鬱的狀況。她也許會變得黏人、煩躁或行為踰矩，而且這些現象也會維持一段時間，但是若一切處理得當，時候到了，她幾乎就會回復到原來的自己。除了思念父親外，這個孩子在接下來的童年期間，看起來不會有任何其他問題。二十年過去後，她遭遇裁員，失去了工作，很快就罹患了重度憂鬱症。

怎麼回事？失去工作的嚴重性顯然無法與失去父親相提並論。然而在象徵意義上，兩者卻有許多雷同之處。它們都與失去安全感與確定性有關，都讓她覺得無所適從與孤立。當事人遭遇到的裁員，與已經休眠了二十年的早年失怙產生了共振效應。父親過世時她還是個孩子，因為不知道該如何表達哀傷，也因為過於害怕，她壓抑了所有的情緒。

在我看來，想避免當下事件與過去的負面事件產生疊加效果，繼而惡化為憂鬱症，對策在於嚴肅看待自己與自己的情緒。我認識太多因為失去或其他不幸事件而受到打擊的人，他們在事發當時都會責備自己的愚蠢或軟弱，然後強迫自己戴上一張勇敢的面具繼續生活。這些人在風雨中竭力堅持。各位讀者就算猜到他們的結果也沒有獎品。所以最好還是相信自己的感覺。想一想這些感覺可能的源頭，如果情況允許，找個信任的人談談這些事情。

自戀

現在要討論的焦點是一個大家根本想不到會出現在憂鬱症相關書籍裡的概念！大多數人都認為自戀者是一個愛自己的人，從這個詞出現的典故中，這樣的認知也不是毫無道理。然而套用心理學的說法，自戀者根本不是愛上自己的人，事實上他們是痛恨且蔑視自己的一群人。

讓我們一起走入一間小寶寶正聲嘶力竭嚎啕大哭的育嬰房中。這個寶寶已經哭了好一陣子，爸媽都沒有聽到她的哭聲，因為那兩個人都在樓下忙著猛灌黃湯。小傢伙的憤怒與絕望來到了最高點，哭得滿臉脹紅。這種恐怖哭聲的設計，就是為了要讓父母狂奔去處理。但是小寶寶的父母因為酩酊大醉，並沒有拔腿向她跑過去。小傢伙一直哭，直到她看起來就快要爆炸了，接著哭聲就這麼戛然而止。

這件事之後，如果有人拿著撥浪鼓或其他玩具逗弄這個小嬰兒，你會發現這孩子會對逗弄的人視而不見，就好像對方根本就不存在一樣。要知道，小寶寶已經跨過了憤怒與絕望的階段，進入了我的心理治療師同僚稱為「**閉鎖期**」（idle interval）的階段。這是跨過了所有情緒與傷害的一個心理空間。小傢伙曾經試著與這個世界互動，卻以失敗告終，所以現在她除了退縮回到自己的空間外，沒有其他真正可行的選擇。

這個孩子在成長為兒童的過程中，不時會進一步地試圖從身邊的人那裡得到些什麼，所以父母其實有許多機會與孩子進行情感接觸。大家聽到下面這句話應該會很開心：我們並不需要當一個關愛度百分之百的父母。你沒聽錯，有些證據證明身心狀況最平衡的人，他們的父母並不完美，僅僅只是「還不錯」而已。最理想的狀況，是孩子應該學習應對挫敗有時就是會出現的現實；世界並非一直都是我們期盼的那個樣子。不過大家如果願意等，好事終究會出現。

可惜這個孩子卻從未得到那對醉醺醺父母任何持續的關注，因此她待在自己內在世界的時間愈來愈長。上學後，她又做了新的嘗試。她試著藉由炫耀去得到同儕的注意與認可。她還沒有學會應該透過喜歡對方、表現出對同儕有興趣的態度來博得對方的喜愛。這個孩子因為拙於社交，很容易就遭到其他人的殘酷拒絕，於是她再次暫時退縮到閉鎖狀態，整個童年期間，僅定期地從閉鎖狀態探出頭。由於她在閉鎖期之外也沒有與外界互動，這個孩子無法像同儕一樣學習到相同的社交技能，因此每次的嘗試只會讓她愈來愈絕望，而吸引他人注意的努力，也愈來愈不可能獲得回報。最後她極可能只能繼續當個孤立又不快樂的小孩。

長大成人後，這個女人亟需他人關注，卻不知道該如何取悅他們。她的努力往往過於刻意，遭遇的挫折與感受到的輕視，也總是讓她再次以閉鎖所有情緒作為回應。結果就是工作、休閒與個人等等各個層面的關係全都失敗。她的彌補方式是對所有的事情付出更多的努力，但一無是處的感覺卻愈來愈強烈，最終走上我們都已熟悉的老路。保險絲熔斷只是早晚的問題。

如果有讀者在這個女子身上找到任何與自己的相似之處，我認為你要做的第一件事是確實理解到**這一切都不是你的錯**。你的問題源於你的背景，而非你的失敗。

第二個關鍵是容許自己擁有偽裝的權利。其實你並不知道如何對其他人產生興趣，但你需要做出其他人感興趣時會做的事情。這麼做的原因在於大家都喜歡別人對自己有興趣。

我痛恨聚會；之所以能熬過那些最糟糕的聚會，也就是那些我誰都不認識的場合，正是因為我扮演了另一個人。我扮演的最成功角色是湊趣者。這個角色在整個聚會過程中，只要說些我在心理治療訓練中學到的那種可以讓談話進行的提示詞就好，其他什麼話都不必說。這些提示詞包括「真的啊？」、「我的天啊！」、「太了不起了，你真勇敢！」以及一些內容較具體的「若真是這樣，那麼連南邊也一樣行得通囉？」。每次聚會後，我都會收到一些回饋，因為其他賓客會對聚會主人說些「那個人真有趣，妥妥的萬人迷」之類的話。然而從頭到尾我什麼都沒說；我怎麼會成為受歡迎的萬人迷？答案就在於大多數的人都想得到他人的傾聽與認可。

所以如果你才剛剛開始嘗試讓他人注意自己，就要假裝對他們有興趣。這並不是欺騙。日後你會瞭解，你的行為能夠同時讓自己改變，並促使這個世界給你更多的回饋。提醒一句，別過分努力，沒有這個必要。

一些社會學家與行為學家的模型

學會的聽天由命

在醫學院求學時，大家都會打著科學的名號，花非常多的時間在老鼠身上。慶幸的是這樣的事情在現代少多了。當時的殘酷實驗之一，是把老鼠困在一個底部為金屬格板的籠子裡。金屬格板連接著一台發電機，籠子裡的可憐老鼠每五秒就會遭受一次電擊。發電機另外還會連接一根有著定時裝置的丁字長條棒機關，只要壓觸丁字棒，發電機就會停止五秒鐘。

籠子裡的老鼠剛開始總是胡竄亂跑，想要找到逃出籠子的方式，卻只會愈來愈絕望。偶爾牠會碰巧踩在丁字棒上，躲過一兩次的怪異電擊。老鼠不是太聰明的生物，所以實驗鼠花了相當長的時間才學習到壓觸棒子是個不錯的主意。不管怎樣，最後老鼠終於把兩件事串在一起，然後開始壓觸丁字棒。透過反覆試驗，這隻老鼠學會了以大致正確的頻率壓棒，避免懲罰性的電擊。藉由提高電擊頻率與降低暫停長度，我們可以讓這隻老鼠耗費足以點亮一支燈泡的精力去觸擊丁字棒。順便一提，我們也可以採用每次老鼠壓觸丁字棒時就給予獎勵的方式，達到相同的結果，不過那是另一篇故事與另一本書的內容了。現在，我們的注意力要集中在這位躲避懲罰的鼠兄弟身上。

小老鼠學會了規矩，並相應地做出了調整。這個時候，我們使出了最下流的手段：拔掉了發電機與丁字棒的連結，因此老鼠再也無法閃避電擊了。一開始，小老鼠以為是自己不夠努力，所以更頻繁地去壓棒子。當牠發現怎麼壓棒子都沒有用之後，又開始在籠子裡亂竄，想要找到逃出去的方法。最後這隻老鼠放棄了所有的嘗試，一動也不動地躺在籠子裡。

我們接著打開籠子的門，以為老鼠會盡快離開發動電擊的格板，但牠卻沒有這麼做。小老鼠兄弟持續在籠子裡蹺縮了一陣子後，才沉重地拖著步子緩緩走出籠子，踏上實驗室的地板。

這時候，我們再將一隻凶猛、飢餓的惡貓帶進實驗室。在正常情況下，老鼠會把我們的這個行為當作線索，拔腿就跑。但這一次小老鼠並沒有這樣行動。牠就只是被動地看著大貓的靠近，靜待自己變成對方盤中飧的時刻到來。

老鼠為什麼不逃命？因為牠從我們這裡學到了聽天由命。經由學習，牠知道不論怎麼做，最後都不會有效；反抗毫無意義，牠無力改變周遭的環境，還不如乖乖接受必然的命運。

我們也可以教會人類聽天由命。假設我們把場景從一間實驗室換成一棟屋子。有個小女孩正在用彩色黏土捏一隻狗，準備送給她父親。她這一整天都有乖乖聽話，此時正心急地希望父親早點回家，這樣她才能把自己那份小心翼翼地投注了非常多愛意的禮物送給他。當她聽到父親車子駛入車道時，小女孩興奮地拿起自己做好的黏土狗衝到門口。父親進門時，她忙不迭地對他說：「爸爸，爸爸，爸爸，你看，我做了一隻狗要送給你，很可愛哦，我知道你喜歡狗。送給你。」

但是她的父親在辦公室裡度過了非常糟糕的一天，歸家途中為了澆熄自己的煩悶，又灌下了好幾罐黃湯，回家時已又累又醉。說實話，他這時最不需要的就是個不停叫喊、把黏土跟顏料全糊上了自己西裝的孩子。他粗魯地把女兒推開，拖著重重的步子上床睡覺。小女孩踉蹌後退摔倒在地，壓壞了她的黏土狗。眼淚落在破損的禮物上，同時也砸碎了她的希望。

第二天她成了一隻小野獸，從早到晚都在為難她的母親，並拒絕做任何母親交代的事情。說到底，有什麼意義呢？乖乖聽話也沒有好處，管他的！到了父親快回家的時候，她開始擔心自己一整天頑劣行為的後果。然而當她父親進了家門後，卻直接走過來抱住她親了親，還給了她一隻泰迪熊。「這個禮物送給全世界最棒的小女孩。」他對著這個被嚇傻了的孩子如此說道，感覺自己心裡好過多了。要知道，前一天晚上對待女兒的行徑，讓他內疚了一整天，所以他現在做出彌補，而且自認做對了所有的事情。

然而他的行為一點都不正確。小女孩困惑極了。她這麼想：「等一下，發生了什麼事？昨天我真的有乖乖聽話，給爸爸做了一個好可愛的黏土狗，但是他對我壞透了。今天我真的很不聽話，但爸爸對我很滿意。我不懂。」

這種混亂的情況根本不需要持續許多星期就足以讓小女孩理解：「我做什麼一點都不重要。有時候我會碰到好事，有時候會遇到壞事，但我不管做什麼，都影響不了發生在我身上的這些事。」

她學會了聽天由命。

未來長大成人後，這個孩子在決策方面的能力應該不會太好。她會去做他人期待的事情，努力達成他人的期待，卻會忽略自己的需要與快樂。她應該不太會要求他人，但對於世界上那些利用她善良本性占便宜的人，卻毫無招架之力。因為她認為自己無力影響周遭的環境，所以不會主動逃出會傷害與剝削她的職場、朋友或關係，直到一切再也無法挽回。面對不合理的重擔時，這個女子仍會繼續堅持，直到……各位讀者都知道後續的發展與結果。

對一個在成長環境中不斷被教導聽天由命的人，我們很難扭轉他的這種心態。這種心態的培養真的會發生；我就遇到過好幾位曾經經歷這種重大災難的受害者。南美洲的獨裁政權就是這樣教導他們的施虐者徒弟：這種教育的原則就在於有時獎勵受害者，有時對受害者施加惡毒的折磨，但重中之重是經過一段長時間後，要讓受害者清楚認知到施虐者掌控一切，而受害者對於改變周遭的環境無能為力。

若對象是孩子，這樣的教導很容易就會成功。要這麼做的人甚至不需要刻意苛刻孩子，只要維持不一致的態度，就足以讓孩子學會自己是無法改變任何事的。

如果讀者當中有人在這個小女孩身上看到了自己的影子，你或許需要針對你自己、你與這個世界的關係，以及你與這個世界上其他人的關係，檢視一下你的相關假設。假如你以為自己沒有選擇，而且無力讓事情變得好一點，請重新再想一想。你可以與任何一位家人或朋友談談這種狀況，瞭解他們的想法是什麼。如果徵詢過他們的真正意見，你或許會發現他們大多數人早就清楚地看到你其實做了太多的事，別人正在占你的便宜，你選錯了工作，遭到伴侶利用，以及其他各種各類的事情。下一步，請**假設**自己擁有自信與掌控權，做出選擇。

母愛剝奪與母嬰依附

一九五〇年代的育兒科學可謂遍地開花。不僅是學術文獻，連大眾媒體也處處可見養兒育女該做與不該做什麼的建議。當初許多這類明顯「基於證據」的指導，現在全成了不值得信任的謬誤，而這種狀況應該足以警醒我們，在所有當代的研究被證明經得起時間考驗之前，別太把它們當一回事。不過我必須承認我的許多同僚並未如此謹慎行事。

這個時代有一個模型，儘管研究基礎相當薄弱，大家卻普遍認可其正確性。這個概念就是「母愛剝奪」（maternal deprivation）。兒童心理學家約翰・鮑比（John Bowlby）[4]曾描述過長時間沒有母親陪伴的孩子，如何因此受到影響，從一開始的愛哭、退縮，到後來的發展遲緩以及同儕關係不良。在這些孩子長大成人後，他們甚至會焦躁，過於需要愛與關注，很容易就產生憤怒與報復的感覺，而這些情緒交互作用的結果，就是他們會經歷愈來愈沉重的罪惡感與憂鬱感折磨。這類孩子被剝奪的，是他們對於需要的**依附感**（attachment）。大家認為這種感覺是一種人類演化出來的需求，可以讓身處惡劣環境中的小寶寶貼近母親，尋求保護。從鮑比的時代開始，大家開始認同一個概念，那就是只要孩子擁有一個自己可以信賴而且會保護自己的核心人物，不論這個人是母親還是其他人，孩子都可以把自己管好。

孩童時期的依附需求未能獲得滿足的成人，在與他人的關係中會變得過度焦慮與需索無度，以致他們總是會遭遇拒絕與感覺失落，導致更多的怒氣、無助與憂鬱感（此處指的是憂鬱的情緒，尚未發展成憂鬱症）。這種情況創造出一個自尊心衰退的惡性循環，最終往往會造成當事人選擇了不值得信賴、無法滿足他們需求的伴侶，以及無法為自己帶來回報的工作。他們為此會更努力地去做那些根本行不通的事情，最後走到我們都很熟悉的終點。而憂鬱症的開始發作又很可能讓他們覺得會丟掉工作、失去與他人的關係，因此更多的依附關係破裂。這樣的循環於是不斷重複。

這樣的人除非停止當下的循環，仔細思考並做出決斷，然後開始尋求會善待自己的人、工作與經驗，否則無法避免前述的後果。更加善待自己是一個很不錯的開始。如果這些人可以違背自己的直覺，開始善待自己，就可以發展出牢靠且持久的依附關係，而根據鮑比開創的這個模型，這樣的依附關係就是憂鬱症病因的解藥。

OK的心態

心理治療的某個學派提出了名為人際溝通分析（transactional analysis）的概念。湯瑪斯．哈里斯（Thomas A. Harris）[5]的《我OK、你OK》（*I'm OK, You're OK*）更完整地解釋了這個概念。人際溝通分析其實很簡單，但我認為至關重要。

我來大概闡述一下這個概念。我很清楚自己不是世界上最厲害的精神科醫生，不過我認識好幾位真的非常棒的精神科醫生。他們當中有許多人都在重要的教學醫院提供協助。這些醫生不但睿智、具同理心、閱讀過你可以想到的所有科學文獻，他們自己還發表過非常多的論文，而且普遍受到病患與同儕的愛戴，除此之外，他們也都有美麗動人的配偶，而高爾夫球通常也都打得非常爛。這些人讓我想要……不對，事實上，我可以心平氣和地與他們相處，因為儘管我不可能與他們並駕齊驅，卻也深知我絕對不是最糟糕的精神科醫生。我覺得自己還算OK。我盡最大的努力做好工作，也設法成就一些善事。對我來說，這就夠了。為了維持我穩定的情緒，這樣的心態很重要，因為我的工作裡會有許許多多的起伏。偶爾生氣的病患會對我說我不好，說我應該放下，不要再拿其他人的生活開玩笑。這樣的評論當然會讓我感到沮喪，但是影響的時間很短，我不會因此失眠，因為我很清楚自己是什麼樣的人。同樣地，偶爾會有病患說我是最好的醫生，應該因此獲封爵士。儘管我對這樣的言論來者不拒，而且希望愈多愈好，但在本質上並不會改變我的自我形象，因為我很清楚自己是什麼樣的人。我很ＯＫ。這樣的認知讓我能夠在工作時，不因需要追求他人認同而綁手綁腳，也因此可以站在病患最大利益的立場，做出客觀的判斷。

我之所以能夠處在這種幸運的狀態，是因為我的父母在我小時候就讓我毫無疑問地相信我是這個世界上最重要的人。這樣的觀念或許讓我長成了一個狂妄又粗魯的青少年，我想自己在青少年時期，應該真的是個令人討厭的自大狂，但是多年過去，這些缺點已經消失，而且現在就算我過於明目張膽地自以為是，善心的好友也會直接戳破我的牛皮。父母如此的教養過程，留給我的是「事情必然會ＯＫ」的這樣一種深入骨髓的感覺，因為「我就是個ＯＫ的人」。

所以各位為人父母的讀者，丟掉那些老掉牙的格言吧。正確的觀念應該是「拋開誇讚與評估，好好地寵愛你的孩子」。

我的許多病患似乎就是因為缺乏ＯＫ的心態，導致了過長時間的過分努力，徒勞地想要讓自己感覺良好。對這種人來說，成功與他人的認可就像是毒品，得到的愈多，需要的愈多，而且一旦求而不得，整個人就會覺得非常糟糕。因此過長時間的過度努力並不是答案，因為這樣做的結果不但顯而易見，還會讓你在自己的軌道上止步不前，有相同問題的人需要強迫自己自我檢視，同時也要檢視自己處理周遭一切事物的方式，而且最好在自己的保險絲熔毀**之前**這麼做。

如果沒有ＯＫ的心態，那麼就要去找到ＯＫ的心態，這不是件簡單的事情，而且可能需要一些心理治療的協助。不過或許當事人只需要跟朋友或（親切和善的）家人談一談。聽聽他們對自己的看法，相信他們，假裝自己就如同他們喜歡自己一樣那樣喜歡自己，然後試著採取一些行動。這種方式之所以行得通，就在於「**每個人都會與自己的行動方式趨向一致化**」的心理學原理。

數年前這個論述已在美國中部諸州獲得證明。兩位心理學家針對兩所州立精神病院員工虐待病患的報告採取了行動。員工虐待病患的事件無法獲得證實，因為官方人員每次視察醫院，院裡的員工都是一副鞠躬盡瘁的樣子。於是這兩位心理學家決定假扮思覺失調症病患，匿名住院，各去一所醫院臥底。他們事先決定了自己要模擬的妄想與幻覺，然後執行偽裝，最後以長期住院病患的身分入院。兩人的計畫是六個月之後同時出現，宣布自己心理學家的身分，然後把兩人的發現公諸於世。然而問題是到了六個月後的約定時間時，兩個人都成了真正的思覺失調症病患，而且就我所知，他們直到現在也還未治癒。

同樣的現象也存在於碟仙[6]這類東西所導致的問題。沉迷於這些東西的孩子會遭遇麻煩，主要是因為他們的行為如果足夠怪異，而且持續的時間也夠長，那麼他們就會真的變得很奇怪。

在我截至目前為止所概述的大多數模型中，我認為「每個人都會與自己的行動方式趨向一致化」的心理學原理，是能夠避免憂鬱症，或者從憂鬱症中重新走出來的核心關鍵。如果我們想要防止憂鬱症的發作，或在復原後阻止這個病症復發，我們就必須變得更ＯＫ。要達到這個目標，當事人就必須開始表現得**像是**自己很ＯＫ。該怎麼做的實際內容，我們稍後再討論。

冬眠

動物在遭遇惡劣環境時有兩種選擇：堅持下去，或是撤退。那些做出第一種選擇的動物，早已滅絕。罔顧酷冬，堅持覓食的行為帶來了飢餓。而那些帶著儲備堅果乖乖待在溫暖的夾縫中，等待較和善時期到來的動物，則有了一絲存活的機會。隨著時間的演進，物競天擇透過生物本能，讓這樣的選擇變成動物的自動行為。身體不再需要做出選擇，而是會發展出一套因應惡劣環境的生理反應，使得新陳代謝系統自動降緩到最低限度，動物遁入危險性最低的地方。因此有些哺乳動物發展出冬眠的行為。

包括人類在內的較高等靈長類動物，要不是因為多少學會了控制環境，並藉此推翻了演化，或許也有機會體驗冬眠的相關反應。動物行為學家之前注意到動物在對應壓力時，也表現出憂鬱型態的行為，牠們的新陳代謝率會降低，與較低等靈長類進入冬眠模式的方式類似。所以專家認為或許憂鬱症病患也是在冬眠，而這樣的模型其實有其道理。冬眠具有強大的物競天擇優勢。物競天擇現在已然停止。在現代，能讓人類在屆齡生育期前喪生的事情並不多，然而生產年齡卻是物競天擇的作用，因此我們依然保有這個機制，就像許多我們已不再需要的機制一樣，譬如盲腸、扁桃腺，以及（或許也可以納入的）戰鬥或逃跑反應。人類有幾個部分經歷重大演化，其中之一便是大腦，而且演化的程度真的很大。

身為人類的我們為了腦部情感部分的完善發展（包括邊緣系統相關部分）所付出的代價，很可能是當我們的生理在經歷冬眠過程時，我們也承受著巨大的折磨。

當動物感知到短期的危險時，身體會釋放出荷爾蒙腎上腺素，讓牠們藉由提高心率、呼吸、肌肉張力、感官敏銳度及其他等生理變化，能夠跑得更快、打鬥得更有效率。若危險時間拉長，就輪到了荷爾蒙皮質醇上場。皮質醇會降低免疫反應（因為身體推定自己承受的壓力超過正常範圍或者已經受傷），最後降低代謝率，開始了身體冬眠的過程。我們知道處於憂鬱狀態下的腦部，大部分結構所受到的影響，都與低等靈長類動物的冬眠狀態雷同，而不論是冬眠的動物還是憂鬱的人類，皮質醇濃度也會上升（請參見稍前的內容）。

如果臨床憂鬱症是人體為了對應惡劣環境，而將狀態切換到保護模式，進入冬眠反應，讓你的身體在需要休息的時候停下來，那麼，它會不會其實是在預防你未來出現高血壓、心臟病或中風等等的毛病？有可能。更重要的是，你是否可以即時採取一些適切的行為，來阻止這種冬眠狀態的發生？我覺得可以。如果你在面對壓力時，能夠屈服，並快速阻止壓力造成的影響，就不會生病。

注釋

1 譯注：彼得・奧圖（Peter O'Toole）：一九三二—二〇一三，英國舞台劇與電影演員，金球獎、葛萊美獎、英國電影學院獎等多個獎項得主，曾參演過《阿拉伯的勞倫斯》（*Lawrence of Arabia*）、《特洛伊：木馬屠城記》（*Troy*）等作品。

2 譯注：朗尼・柯爾貝特（Ronnie Corbett）：一九三〇—二〇一六，蘇格蘭演員、播音員與作者，作品包括《朗尼對對碰》（*The Two Ronnies*）等喜劇小品與《對不起》等喜劇影集。《對不起》為英國廣播公司一九八一年至一九八二年與一九八五年至一九八八年播映的電視情境喜劇。

3 譯注：英國大多數頂尖的菁英私立學校被稱為公學（public school），其他的私立學校被稱為私立學校（private school），而英國人可以免費就讀且全部費用由政府資助的學校，稱為國立學校（state school）。

4 譯注：約翰・鮑比（John Bowlby）：一九〇七—一九九〇，英國精神病學家與心理學家，主要研究領域為兒童和家庭精神病方面的醫療、教學和臨床研究。一九五〇年代提出依戀理論（attachment theory），為母愛剝奪實驗和依戀理論創始人。他系統性地研究了母愛剝奪對人格發展的不良影響，提出了兒童對母親的依戀理論，該理論後來由他的學生瑪麗・安斯沃思（Mary Ainsworth）研究證實，並且延伸到成年的戀愛關係中，成為近代最知名、運用領域最廣的心理學理論。最著名的作品為依戀理論三部曲，分別為《依附》（*Attachment*）、《分離焦慮》（*Separation: Anxiety and Anger*）與《失落》（*Loss - Sadness and Depression*）。

5 譯注：湯瑪斯・哈里斯（Thomas Anthony Harris）：一九一〇—一九九五，美國精神科醫師與作者，最著名的作品為一九六七年出版的自我成長書《我OK、你OK》。

6 譯注：書中使用的詞是通靈板（ouija board），這是西方與亡靈溝通的工具，板子上印有字母與數字，與碟仙類似。

第 4 章

憂鬱症研究發現的類型與事實

這一章接續前一章的內容。不過前一章所概述的研究、其所暗示的治療方式，以及病患若想要改善病況或維持健康狀態所需要做的事情，這些種種論述背後的研究調查，事實上可能要比我寫出來的內容多出了太多。讀者在第三章應該可以看得出來我的想法，我相信精神病學與心理學都已經變得有些過度執著於近期的研究發現。如果任何病症的治療都是為了更先進的醫學，那麼研究的確至關重要，然而我們必須要有溯及既往的敏銳洞察力，才能在研究之間做出區分：研究的結論是在方法論成型之前就已推斷出來？還是能經得起時間的考驗，影響一個或多個世代的想法與治療方式？「實證醫學」（evidence-based medicine）這個詞在現代等於是優質醫療的同義詞。然而它事實上是政治人物發展出來的一個概念，主要目的在於可以名正言順地不花錢。許多精神病學領域的成效都很難證明，其中又不乏費用高昂的部分。探索性心理治療就是這樣的例子。那些可以輕易證明的論述，通常會在時間的考驗下變得一文不值。因此我在第三章簡介的那些深入見解，儘管具支持性的統計性證據寥寥可數，卻與接下來的內容息息相關。

生活事件研究

一九七〇年代與八〇年代出現了大量的生活事件研究（life event research）。這些研究證實了我們若遭逢不幸事件，特別是該事件又延續了相當一段時間，那麼特定型態的壓力，很可能會讓我們同時面對悲痛與臨床憂鬱症的襲擊。這樣的結論儘管聽起來有點像是不證自明的道理，卻花了很長的時間才被大眾接受，因為憂鬱症與生活重大事件之間的關聯，可能不止一個原因，更何況說不定因果順序是先罹患了憂鬱症，才發生了不好的事情。儘管仍有那麼一、兩位精神科醫生認為重大事件與憂鬱症之間的關係根本就不存在，但負面事件往往會引起憂鬱症的事實，現在卻是大家或多或少都已接受的事情。萬幸啊！四十年之後，大家終於承認了這個連失明者都看得見的明顯事實。

近期生活中發生的重大事件，是憂鬱症的第一個誘發因素。通常這些事件都涉及壓力、失落、社交網絡的破壞，或持續了好一段時間的危機感，但是重大事件也可能與任何非常重大的改變有關。正是因為如此，離婚、失去工作常常都是罹病的罪魁禍首，然而，看似有益的改變，若是影響夠深，譬如買彩券中了五百萬英鎊，也可能成為患病的風險因素。

很多時候若是出現了第二個誘發因素，疾病就會上身。這個第二個因素是長期的沉重難題。這些難題包括本身就足以導致憂鬱症的持續性壓力環境，或者是會與近期發生的重大事件結合在一起，就成了「引起當事人明顯變化」的問題。

最後還有易受傷害性的因素。這是指環境本身雖然不足以導致患病，但是當生活中出現一連串的負面事件或面臨到重大難題時，卻很可能讓人陷入臨床憂鬱症當中。第一個重大生活事件的研究，是一個訪問了坎伯韋爾（Camberwell）所有女性的計畫；壯舉啊。研究發現，讓這些女性陷入憂鬱狀況的易受傷害性因素主要有三個。其中力道最強的是家有三個或三個以上五歲或五歲以下的孩子。後來的研究顯示這些孩子就算成長到十五歲，仍有可能帶來相同的風險。其他兩個風險因素為：除了家務沒有外部的工作，以及不到十一歲就失去母親。從第一個重大生活事件的研究開始，其他研究也都顯示生活中的任何事情，只要會導致一個人失去社交支持，或讓一個人感覺受困、煩擾與絕望，都是易受傷害性的因素。

坎伯韋爾研究大部分的焦點都集中在生活於貧困環境中的女子。身邊圍繞著大喊大叫的孩子，而且就算身處混亂狀態，也沒有任何支援或救濟來源的這些母親，生活相當艱難。我想知道那些生了病的母親是什麼樣子？由於這些女性很多都是早年失怙，而且是在沒有任何支援的情況下努力堅持，我猜測她們應該與第三章一開始提到的珍非常相似。

根據前述的說明，看起來一個人要罹患憂鬱症，首先生活中必須具備前置因素，之後再加上一個或多個重大事件或令人備感壓力的環境作為「最後一根稻草」。我要在這裡補充的是，當事人還需要有力氣與韌性去對抗這些不幸，才會讓保險絲熔斷。

我們逃避不了自己的過去，也無法永遠躲開當下的環境。但是我們可以看看生活中存在些什麼選擇。把自己和孩子都置入等式中。有時候我們就是必須要找出一個妥協的作法，即使這樣的妥協無法令自己有一絲滿意，卻可以**持續地**讓自己去做能力所及的事情。否定自己，把所有心思都放在他人、甚至孩子身上，並不是答案，因為我們若生病了，任何人都不會因此獲得好處。

認知理論

有些人擁護並倡導這種以認知理論（cognitive theory）看待憂鬱症的態度，其中最著名的人物莫過於美國心理學家亞倫・貝克（Aaron Beck）[1]。貝克看待憂鬱症的角度，與大多數精神科醫生的觀點完全背道而馳。我們一般很容易就把負面與自貶的想法視為憂鬱症的症狀，但貝克卻認為負面思考是臨床憂鬱症的起因。如果一個人總是負面思考，他就會產生負面的經驗，結果導致負面觀點的證實，就此不斷循環。

在一連串負面思考的背後，是一連串引發負面思考的假設。常見的假設包括：

- 我不好。
- 最後全都會出錯。
- 我不討人喜歡／沒有人會喜歡我。
- 大家會發現我不夠格。

- 我要比別人更努力才會有價值。
- 如果我樂觀以對，生命就會開我玩笑。

這些潛在的假設產生負面的思考與信仰，而在貝克看來，結果就導致了憂鬱症。他將這些令人憂鬱的認知（或想法）歸類如下：

- 災難性思考：「除非我能一直掌控所有事情，否則就會發生禍事。」
- 以偏蓋全：「這件事我做錯了，這表示我永遠都不可能把事情做對，我就是一無是處。」
- 非黑即白：「事情一定要做到完美／我一定要十全十美，否則一切都毫無價值／我一無可取。」
- 選擇性斷章取義：「工作場合獲得的肯定評價根本沒有意義；我的老闆批評我上一件工作的某個部分，顯然是看不起我，他一定很快就會要我滾蛋。」
- 針對性：「和我合作的團隊沒拿到合約。這都是我的錯，我的失敗不值得原諒。」

- 武斷推斷：「她剛才那一眼就表示她不喜歡我。」（儘管對方從未有過任何類似的暗示。）

貝克認為這類的問題源於涵蓋了對自己、對這個世界、對未來三者負面觀點的**認知三元素**（cognitive triad）。一個人的世界觀一旦形成，經驗就很容易套入這個框架之中。借用一首賽門與葛芬柯（Simon and Garfunkel）歌曲的歌詞：大家只聽想聽的東西，其他的全部聽而不聞。[2]

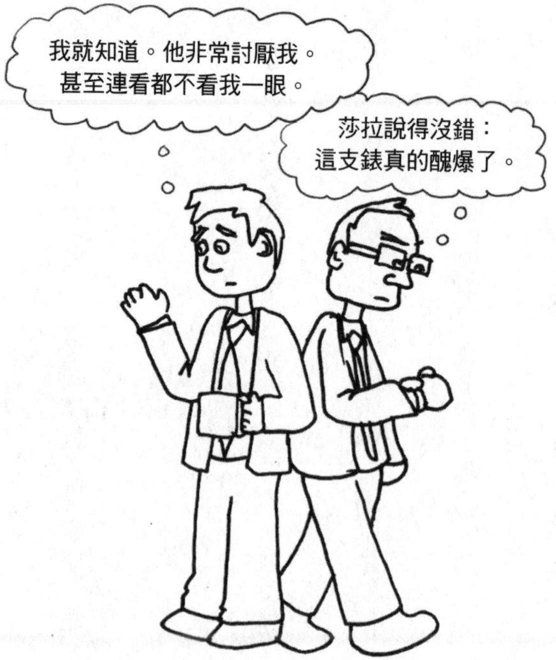
我就知道。他非常討厭我。
甚至連看都不看我一眼。
莎拉說得沒錯：
這支錶真的醜爆了。

圖中那個可憐的傢伙以為他老闆不喜歡他或不尊重他。當他與老闆擦肩而過時，後者的視線轉去了其他地方。「這都是因為我不夠好。」這個人這麼想，完全無視於他上個月才剛拿到「模範員工」頭銜的事實。他的老闆其實只不過是剛好掃了手錶一眼，根本沒注意到他，但我們這位認知出錯的老兄卻在當天接下來的時間裡，反覆煩惱並苦思自己究竟做了什麼讓老闆不高興的事情。他最後決定，不論失敗原因為何，自己都要加倍努力，確保這類失敗不再發生。除此之外，有人對他說公司獲利下降，他也會以為自己是天下第一冗員，而因應的作法就是更努力地工作，直到精疲力盡，開始犯錯。一旦他人指出他犯的錯誤，這個人的感覺是心裡最恐懼的事情終於成真。這樣的人只知道一種對應的方式，那就是投入更多自己根本付不出的努力與精力。保險絲的熔斷近在眼前。

稍後我會談到認知行為治療專家如何處理這些扭曲的心態。現在大家只要對自己的想法保持警戒就可以了。要時時挑戰自己的負面思考。如果有人發現很難做到這一點，那麼試著想一想思緒最清晰的朋友或同事，可能會如何詮釋當下的處境。一般人通常會相當瞭解這類朋友在這種情況下的可能說法。以上圖的例子來說，頭腦一向清醒的朋友很可能會說出這樣的話：「不知道耶，老頭子可能心不在焉吧，也許在想其他的事情。」當事人下一步是要權衡朋友的說法與自己的解釋，再決定哪個詮釋比較合理。若有需要，多找幾位朋友談談這件事。

在幾個療程後，我常常要病患想像在他們的肩膀上，坐著一個縮小版的我，不時地對他們所掛心、煩惱的事件，提出我的看法。當事人如果建立了正確思考的習慣，大多數事件的最合理解釋，往往就會變得顯而易見。

就個人而言，我並不會刻意去進行**正面**思考，對我而言，它似乎只是一種說服人們去做一些自己最好放棄的事情的方式，譬如橄欖球教練說服他的弱雞球隊相信他們可以痛宰兩百公分的巨無霸地主球隊。很抱歉，這麼做只會讓自己的隊員受到重傷，何不試試保齡球比賽？在這樣的情況下，正面思考行不通，只會導致幻想破滅。真正有用的是**實事求是**的思考。所以大家應該專注於切合實際的思考方式。更重要的是，隨時注意身邊發生的每一件好事。

還有一件事。我相信西方社會都執著於成功，但這樣的心態卻帶來了許多負面思考。事實上，每個人都可以成功；成功這件事很簡單。大家只需要限制自己的活動範圍，專注於自知可以做到的事情就可以了。這是一種局限性相當高但很成功的生活。

其實真正困難但回報相對也更豐厚的心態是**雖敗猶榮**。這表示我們承擔了一連串的工作、經驗與挑戰後，瞭解到自己有些部分會非常成功，有些部分則會經歷失敗，然後原諒自己做不好的那些部分，且記取教訓。這樣的行為態度可以發展出內容豐富的無懼生活。

前幾年有些朋友帶我去南部的海岸嘗試風帆衝浪。我從來沒有這種運動的經驗，不過朋友全都是衝浪老手。整整一天，我掙扎著想在衝浪板上站起來衝浪，可是每次都只能堅持幾秒，之後就會再次跌入水中。這個過程為朋友添加了許多樂趣，我卻只有愈來愈嚴重的挫敗感。當時旁邊還有另外一位初學者，學習狀況比我還糟，他從頭到尾都沒有成功地在衝浪板上站起來過。那天結束時，我語帶遺憾地說：「簡直就是浪費時間，你再也不會看到我風帆衝浪了。你呢？」「噢，沒錯，很棒，」他這麼回答：「明天我要再試試看。」我問他周圍有這麼多優秀的衝浪者，他一再跌入水中會不會覺得不好意思。他並不覺得尷尬。

第二年我和朋友碰巧又在同一個地點會面，不過這次我為自己所設定的角色僅限於旁觀者。我們抵達時，我看到了一年前的那個傢伙正在風帆衝浪。他的技術真的非常好。在我成功閃避失敗的期間，他擁抱失敗，結果也讓他擁有了一項新技

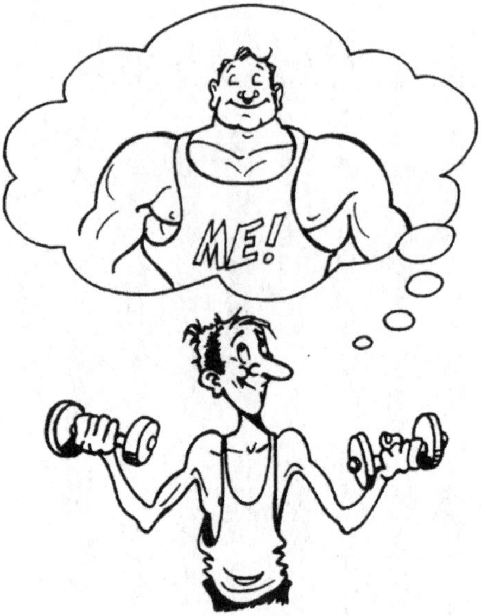

認知失調

能，而且那傢伙顯然非常樂於其中。**要想獲得有意義且廣泛的成功，我們首先必須要學會雖敗猶榮。**每個我認識的快樂的人都能做到這一點。然而這卻不代表我們要為了成就不可能的事情，而讓人生演變成一場掙扎。

認知失調

認知失調（cognitive dissonance）模型跟你的思考方式無關，而是關乎你對真實自我的接受程度。認知失調這個詞指的是真實自我與理想自我之間存在的距離。圖中的可憐傢伙正試著為自己打造出一副有如超人的體型，他認為若能達成目標，大家都會愛他、崇拜他。

抱歉了，老兄，你完全沒有機會。你是個瘦小的人，就算從現在開始拚命增重直到伸腿閉眼，也無法成功擁有超人的體型。你只會得到挫敗感、酸痛的背，以及百分之五十罹患憂鬱症的機會。但是話說回來，你是個好人，大家與你相處愉快，朋友與家人也都愛你。繼續享受你生活中的這些部分，並將之發揚光大。不要去試著做個根本不是你的人。

認知失調如何導致保險絲熔斷，並不難理解。當事人覺得自己不是自己想做的那個人，總是想要更加努力。如果當事人的認知失調再加上意志力、決心與堅持，那麼這些人就會一直不斷嘗試，直到身體再也支撐不住。這就是憂鬱症。

戒酒無名會（Alcoholics Anonymous）是個很棒的組織，他們的寧靜禱文一針見血。這段祈禱請求上帝**賜予我力量，讓我去改變我可以改變的事情，賜予我平靜，讓我接受我無法改變的事情，也賜予我智慧，讓我能分辨兩者的差異**。我另外再補充一點，我們需要看看自己已經擁有的特質，不要忘了去繼續發展這些特質，並將之最大化，更重要的是，我們要享受自己的這些特質。

正念研究

憂鬱讓人專注於人生、情勢、環境與未來的負面部分，而那些容易把心思聚焦在負面因素的人，也比一般人更容易發展出憂鬱症。這類人往往更容易把過去的錯誤以及明天或下一年可能出錯的事情，全歸咎於自身。他們常常想要糾正所有人的錯誤，包括他們自己。這種人對於一些生理症狀，特別是焦慮與失眠相關的問題，幾乎無法容忍，但這些生理症狀卻又往往與壓力和憂鬱分不開。他們習慣與這些症狀對抗，而非順其自然地將之當作一種體驗。話說回來，意志力堅強的人總是想要克服一切，不是嗎？

在經常性處於擔心狀態的人眼裡，最糟糕的事情不是焦慮或恐懼，而是**對恐懼的害怕**。如果有人一輩子都在擔心過去與未來，而他經歷的症狀又持續了夠長的一段時間，最後，當擔心的事情多到一定程度，他的保險絲就會熔斷，進而發展出憂鬱症的問題。

《當下的力量》（*The Power of Now*）作者艾克哈特．托勒（Eckhart Tolle）[3]就深諳其中之理。他因應憂鬱症的作法，是放下一切（而且是他所有的一切：金錢、朋友、財產，還有很多），艱難地生活一段時間。在這段期間，他不斷思考，然後從條理清晰的自省中，發現不快樂與壓力原來並非源於周遭的環境或發生在自己身上的事情，而是來自花了太多的時間，為自認的過去錯誤陷入可悲的自責，並擔憂未來的可能失去。

遺傳

憂鬱症的嚴重程度以及本書所關切的憂鬱症類型是否具遺傳性，很難明確地量化。然而很明確的是，憂鬱症的遺傳力道，遠遠不如躁鬱症（雙相情感疾患），躁鬱症病患的情緒會在極度興奮和嚴重憂鬱狀態間不斷擺盪。

「單相」臨床憂鬱症——亦即沒有極端興奮感介入的憂鬱症——患病率（亦即任何一段時間罹病的人口比例）大概是百分之二至三。一個人在一生當中，發展出這類憂鬱症的風險大約為百分之六。然而這個數字會因為採用的定義以及決定正常與罹病的界定點而有所變化。儘管女性經歷單相臨床憂鬱症的比例目前要比男性高，但性別差異正在縮小中。

父母當中若有一人曾飽受憂鬱症所苦，子女罹病的機會就會提高到百分之十至十五。如果異卵雙胞胎兄弟姊妹罹患憂鬱症，另一個雙胞胎罹病的風險也差不多是這個比例，但若是同卵雙胞胎手足患病，另一個雙胞胎罹病的風險遽增到約六成。

所以憂鬱症顯然與遺傳有關，但關係不會像瞳孔顏色等其他特徵那麼大。畢竟如果這個病症的遺傳性是百分之百，那麼病患生下的同卵雙胞胎就會暴露在百分之百的風險之下。除此之外，我們也並不清楚這個病症遺傳的是什麼。即使家族有重度憂鬱症病史，我們也不見得會注定成為憂鬱症患者。憂鬱症的遺傳性尚未經過完整研究，在我看來，最主要的原因在於研究者對於壓力引發的臨床憂鬱症，也就是本書所討論的憂鬱症類型、大量其他類型的憂鬱症，以及因情緒低落所引起的憂鬱症等類型，都還沒有提出正確的分類區隔。

我直覺認為父母遺傳給孩子的東西，主要是性格。一如之前的概述，憂鬱症好發於一種人。這個論點並不代表如果我們具有那樣的性格，就必然會憂鬱；差得遠了。如果大家可以睿智地應用自身的那些衝勁、勤奮與敏感的特點，必然獲益良多。假設我的直覺正確，那麼病患之所以會生病，唯一一個原因就只會是他們聽任自己的性格，在困境時做太多、做太久。

所以不論我們自己以及我們的孩子天生是什麼樣的性格，大家只要**秉持中庸之道**行事，就未必會罹患憂鬱症。

前述介紹了幾個憂鬱症發展成因的模型，或者至少是聽起來合理而我又熟悉的觀點。你的憂鬱症是如何形成的？要注意它們具有哪些意涵，然後採取對應的行動。

這些模型看起來具有許多共通點，事實上也的確如此。我的意思是這些模型都有一個共同的結論——熔斷的保險絲——所以不論哪種模型更符合病患的情況，都有部分意涵會是相同的。這個部分之前已稍稍提過，第九章會再深入討論。

注釋

1 譯注：亞倫・貝克（Aaron Beck）：一九二一—二〇二一，美國精神科醫生，曾接受過佛洛伊德精神分析培訓，但後來與其他精神科醫師強調病患應專注於潛意識中的童年衝突的主張分道揚鑣，鼓勵病患專注於日常的非理性扭曲思維。被譽為認知療法之父，也是推動焦慮症、憂鬱症以及其他心理疾病的治療科學轉型的關鍵人物。

2 譯注：〈拳擊手〉（The Boxer）的歌詞。

3 艾克哈特・托勒（Eckhart Tolle）：一九四八— ，德國出生的作家，目前定居於加拿大，撰寫自我啟發類作品。著有《一個新世界》（*A New Earth*）、《當下的力量》、《修練當下的力量》（*Practicing the Power of Now*）等書，被許多讀者譽為心靈導師。

第 5 章

罹患憂鬱症時該怎麼辦？

不論帶領你走向臨床憂鬱症的背景與路徑是什麼，我要請你想像一下這樣的狀況：你已經做了太多、太過堅持、太努力，而且撐了太久的時間了。保險絲現在已經熔斷。但**這一切都不是你的錯**。相反地，你值得擁有讚美與欽佩，而非那些已在你腦子裡堆積了一段時間的自我批評。

休息

不過首先，你必須放下所有的掙扎。只要你繼續一如既往地鞭策自己，你的身體就無法開始好轉。掙扎只會浪費時間，因為專注力、精力與判斷力在罹病期間都處於最低點，其實並不能成就什麼。所以停下腳步吧。這表示在情況許可下，你要請一段時間的假，脫離職場；這表示你要請人協助帶孩子與做家事，也表示取消所有讓你一直心生恐懼的社交活動。其實你很清楚（身體會告訴你）**這些事情會傷害你**，所以你才會害怕這些活動。如果強迫自己忍耐這些事情，狀況會繼續惡化。放棄掙扎還表示告訴家人、朋友、社區的慈善機構與所有你一直在協助的人，他們需要過一段沒有你的日子。如果對方有所抱怨，讓他們去讀一讀本書的第一章和這一章。最重要的是，你根本就不要去理會那些對你說要更積極、要振作起來的那些人，除非你想要藉此對他們不客氣——其實那也無所謂。

不過問題在於如果你只是整天坐在椅子上不動，就會有太多時間去胡思亂想。你會擔心所有還沒做以及可能出錯的事情，你會掛懷生病期間，自己的職涯、家庭與人際關係可能受到的影響……這樣的情況會帶來壓力，也因此對你有害。上床睡覺並非解方。就算只是躺在床上睡覺，沒有鑽牛角尖，也會讓你在夜間已短少的睡眠模式甚至變得更糟糕。臨床憂鬱症患者的睡眠需求，原本就已因為病況而降低，因此白晝時段的任何睡眠都會進一步讓晚上可能的睡眠時間變得更短。凌晨往往是臨床憂鬱症患者醒過來的時候，也是他們感覺非常沮喪、孤單並與不斷反芻的灰澀思想獨處的時段。這個時候的病患陷入了困境：如何在不過度耗費所剩不多的體力前提下，停止自己的胡思亂想。根據我的經驗，陷在憂鬱症疾病深淵裡的人，面對任何耗費腦力或體力的事情時，精力最多只能支撐十到十五分鐘，之後就會感到疲憊，而他們若習慣性地超過精力極限，病情就不會好轉。

所以解決之法在於想方設法讓自己的腦子處於怠惰狀態，盡可能避免任何具挑戰性的活動，至於那些躲不掉、必須要做的事情，就拆分成非常小的單位，一點一點地做。最好的狀態是消極被動，而最理想的情況，則是成為澳洲連續劇的忠實劇迷，前提當然是如果當事人可以接受那樣的品味。澳洲的連續劇可以讓人什麼都不想地就坐定在那裡一直看——這類節目猶如一種心理層面的壁紙，填滿了所有的空間，也遮蔽了裂縫。另外病患也可以仿效青菜，讓自己的身體進行復原工程。只要放任身體去進行這樣的過程，身體自然就能復原。如果你無法忍受電視，那麼就去找出任何一件你覺得可以輕鬆去做的事情。不過要注意，通常覺得簡單輕鬆的事情，這時或許會變得困難，所以要去做那些當下覺得輕鬆的事情，而且不要做出「噢，真可悲，我甚至無法……」這類的價值判斷。去做些從客觀角度判斷能讓自己不費吹灰之力就完成的事情。

處在這個階段的病患，不要做出任何足以改變人生的重大決定，特別是那些可能無法挽回的決定。就算事過境遷之後，當事人也許會覺得辭職是個非常好的想法，但在這個時候辭職其實是個很糟的主意。這段時間別離開家、不要出售任何東西，也不要急著取消假期出遊的計畫。復原的狀況說不定比預想的還要好。**千萬別傷害自己**。我知道病患現在似乎覺得一切都毫無希望，但**過一陣子**等病況有所好轉時，**一切看起來都會不一樣**。病患的確可以走出臨床憂鬱症的泥沼。不要懲罰自己。罪惡感只是一種病徵，不太可能是當事人應該承受的折磨。確實，你的病況影響了家庭，但**這並不是你的錯**。罹患憂鬱症，其實和染上肺炎並沒有太大的差別。不會有人因為嚴重的肺部感染，呼吸粗重、氣喘咻咻地躺在床上自責，不是嗎？感染了肺炎的你，也不會催促自己繼續堅持、振作。臨床憂鬱症若持續很久，後果其實要比雙側肺炎還嚴重，而且臨床憂鬱症就跟雙側肺炎一樣，完完全全是種生理疾病。**所以別再想東想西，隨心所欲吧。**

你的配偶很可能也會因為你的疾病而備感掙扎，這一點大家都能理解。與臨床憂鬱症患者一起生活當然不易，但辛苦的程度絕對不及病患本人的一半。你們兩人都是這種不幸的受害者，而這並不是任何人的錯。試著向彼此表示自己的關懷之情。不要對自己的房事問題或對性事失去興趣而遽下結論。一切都是這個疾病惹出來的禍。病患遲早都會恢復正常，不過由於各類藥物效果不一（請參見之後的內容），復原可能需要一段時間。

因病而讓人感到罪惡感最深重的症狀之一，是對所愛之人失去了愛的感覺。試著別讓自己太擔心，因為這樣的感覺將來都會回歸。病患並未失去所有的感情；現在的情況只是一種病徵。

藥物治療

我在工作中面臨到的最困難情況之一，是常常要說服那些亟需藥物協助的病患服用抗憂鬱藥物。拒絕服藥的常見原因如下：

- **「我不想依賴藥物，寧願自己扛過去。」**

  為什麼要扛過去呢？你若是感染了肺炎也會這麼說嗎？一如臨床憂鬱症，肺部感染也可能不靠藥物就復原，然而不用藥的決定，不但風險很高，還代表病患生病的時間可能比必要的時間還要長。話說回來，不服藥的病患究竟想要證明什麼？自己有多機敏、堅強？但從一開始，罹患憂鬱症這件事就已經證明了你擁有這些特質了呀。

- **「抗憂鬱藥物不是天然的東西。」**

  沒錯，這些藥當然不是天然的東西，但這句話的重點是什麼呢？是說合成產品在本質上就不是安全的東西嗎？是說天然生成的物質一定是安全的東西嗎？我懂了，所以我喝可口可樂，而你喝汽油。在我們的藥典中，最毒的藥物包括自然生成的物質，譬如華法林（warfarin），我們會將之用於治療血栓，但它也是毒鼠藥的活性成分。精神病學領域所使用的藥物中，最具潛在毒性的成分是碳酸鋰，這是一種我們用來當作情緒穩定劑（稍後的內容會介紹）的天然鹽，可以從地面開採。我說的這些，並不是在指華法林或碳酸鋰是不好的藥物。兩者在它們各自的領域都具關鍵重要性，而且若依照醫囑使用，效果也都很好；大家必須注意的重點，在於小心使用。所以揚棄天然最好的想法吧；這根本就是胡說八道。

- **「抗憂鬱藥物會上癮。」**

不會，這些藥不會讓人上癮。如果病患服用藥物的時間過長，的確可能會造成依賴，但是所有的事情都是這樣，再說那也不盡然就是上癮。偶爾有病患在突然停藥後，會出現戒斷症狀，但那只代表病患應依照醫囑，以一種漸進的方式停藥。遵照醫囑方式停藥的人，鮮少出現戒斷的問題。令人上癮的藥確實會在停藥時出現戒斷症狀。然而除非劑量增加，並導致服用者渴求更多藥物，否則戒斷的影響會隨著時間消失。抗憂鬱藥物沒有上癮的這些特性。

• **「抗憂鬱藥物給人偽興奮反應，並改變服用者的個性。」**

完全沒有這回事。抗憂鬱藥物最多就是讓病患邊緣系統的化學傳遞物質恢復到正常濃度。除了躁鬱症及極少數化學傳遞物質濃度飆高上衝的案例外，我們的腦子裡其實有一種迅速抽離的機制，可以制止化學物質濃度過高。化學物質的濃度就像浴缸中洗澡水的高度。憂鬱症病患體內的水龍頭阻塞，因此只有零星的水滴進入浴缸中。而浴缸也因為水塞不見了，一直處於沒水的狀態。抗憂鬱藥物的作用是把水塞重新塞回浴缸內。正確的水量應該是與浴缸同高。把水接滿需要一段時間，但即使是滴滴慢淌，終究還是能夠接滿一整個浴缸的水。浴缸內的水一旦接滿，就不會再接存更多的水，因為多出來的水會溢出浴缸之外。邊緣系統就有這樣一個抽離的機制，確保化學傳遞物質濃度不會高於人體需要的正確標準。所以大家不會出現偽興奮的問題；抗憂鬱藥物頂多就只會讓病患的情緒回歸**正常**。若讀者中有人曾讀過百憂解可以用來當作派對藥物的報導，忘了吧，因為百憂解做不到。

• **「我聽說百憂解會讓人變得暴力。」**

大約兩年前，我在同一週內從報上讀到了兩篇關於百憂解的報導，真有點不可思議。其中一篇對百憂解讚揚不已，稱之為神奇藥物。這篇報導概述了這款仙丹妙

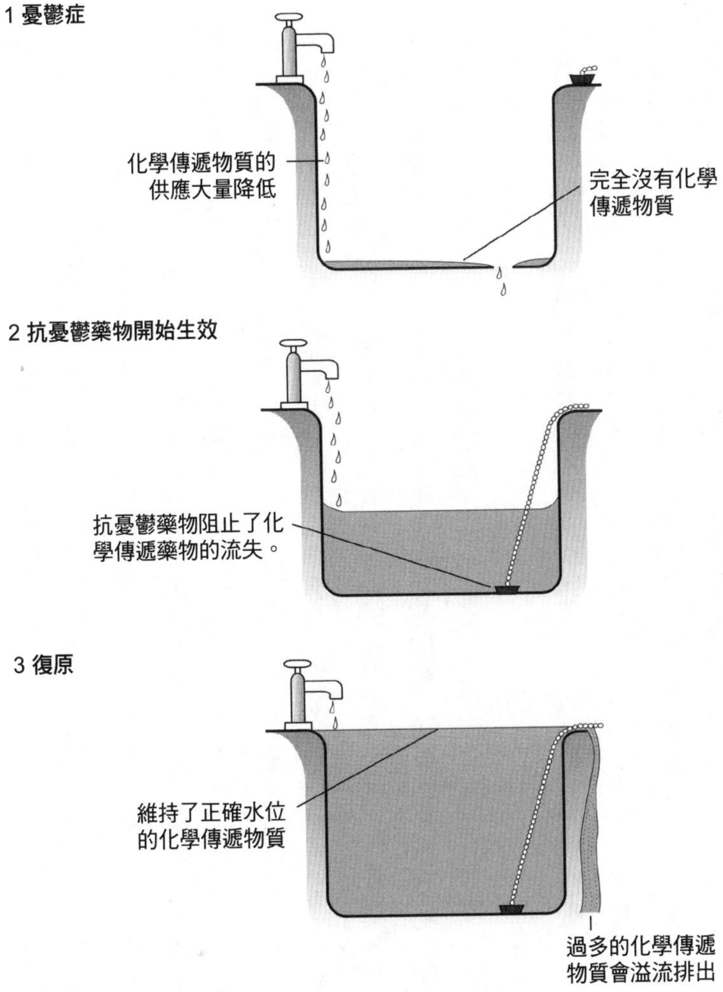
1 憂鬱症
化學傳遞物質的
供應大量降低
完全沒有化學
傳遞物質
2 抗憂鬱藥物開始生效
抗憂鬱藥物阻止了化
學傳遞藥物的流失。
3 復原
維持了正確水位
的化學傳遞物質
過多的化學傳遞
物質會溢流排出

抗憂鬱藥物的作用歷程

藥是如何讓服用者變得更有創意、與人相處時更讓對方如沐春風，以及如何讓服用者在整體上變成了一個更好、更溫和的人。這篇報導的結論是每個人都該服用百憂解，全球的飲用水源中都應放入百憂解，這樣一來，世界就不會再出現戰爭了。唉，這個世界到底發生了什麼事啊，這麼蠢的說法也有人發表。事實上，如果我們讓沒有罹患臨床憂鬱症的人服用百憂解，服用者的情緒或行為不會產生任何變化。另一篇報導則聲稱大家應該禁用百憂解。這篇文章認為這種藥物把溫和的人變成了大砍四方的殺人變態。噢，饒了我吧！大家聽好，百憂解就是一種尋常的抗憂鬱藥物，對某些人來說效果很不錯，這一點我在後面的章節中會提到，這種藥既非萬能仙丹，也不是魔鬼藥方。報章雜誌為了銷量而浮想聯翩。我在和世界各地的朋友與同僚聊過後，一點都不懷疑我們的媒體在文明世界中穩占惡質與諷刺寶座的實力（請參見第十一章）。

順便一提，暴力一說最初源於美國幾個提報案例。有幾個人在開始服藥後，被發現很快就涉入了暴力犯罪案件。不過大家仔細想一想就可以發現，其實這種狀況有許多簡單的解釋。事發後針對這些案例進行的一項分析指出，案中的當事人都飽受嚴重且相當不常見的憂鬱症病症折磨，這個病狀讓他們出現了遭到迫害的幻覺

（錯誤認知）。服用百憂解的第一週前後，藥效還沒有開始發揮，這些人其實是根據自己的幻覺行動。問題不在於百憂解，而是這些案例中主角的疾病。服用這種藥物的病患高達數百萬。如果我們用足力氣去找，同時又選擇性地利用報導，那麼大家應該可以證明這種藥物不但可以讓人倒立，還可以讓我們把水仙花插在自己的鬢邊。

謹慎判斷媒體報導。

話說回來，一如我稍後會討論到的內容，百憂解及其同類藥物（選擇性血清素回收抑制劑）一樣，會在前十天左右讓部分服用者覺得病況惡化，焦慮與不安狀況更嚴重。病患服用百憂解後的一些暴力報導也可能與非常罕見的藥物副作用有關。如果病患在開始服藥後覺得非常焦躁不安，須與醫生聯絡；如果必要，即刻停藥。在非常罕見的案例中，血清素濃度的快速飆高會導致脈搏、血壓與體溫快速上升，伴隨著嚴重的焦躁。發生這種情況時，服藥者必須立即停藥並就醫，不過治療初期若僅是焦躁感稍稍增加，病患就不必太過緊張（！）。這樣的不適狀況一定會過去。

青少年在治療初期所面臨的自我傷害或甚至偶爾出現的自殺風險可能更高。因此這個年齡層的病患是否要進行這類藥物治療，決定過程中的輕重權衡，需要特別謹慎。

- **「我以前就曾服用過幾天的抗憂鬱藥物，結果問題更嚴重。」**

這是因為當事人服用的時間不夠長。副作用最嚴重的時候就是初服藥的前兩週，然後副作用的症狀會慢慢消失（不過少數病患的副作用可能會一直存在，請參見後續的說明）。藥物的藥效通常要到治療後的兩週左右才會開始顯現，完整的藥效則可能需要六週或更長的時間，才能讓病患有感。再試一次，而這次如果可能的話，堅持服藥。如果副作用實在太嚴重，回去問問你的醫生。醫生會為你另外開立不同種類的藥，也許服用後不會出現太嚴重的副作用。

- **「我之前就吃過好幾個星期的藥，但一點用都沒有。」**

好吧，病患確實嘗試過了，但或許需要增加劑量。對抗憂鬱藥物有反應的病患中，大約有一半的人在治療數週後，需要增加劑量。

只要病患對抗憂鬱藥物有耐受力，且劑量正確，那麼罹患真正臨床憂鬱症的病患，將近七成在服用藥物後都會產生效果。但每種藥物所涵蓋的百分之七十病患都不同，而且沒有任何一種藥適用於所有人。所以即使某種抗憂鬱藥物不適合當事人，也別放棄；試試看另一種。說不定就有效了。

- 「我看了附在藥物裡的藥品說明書，上面一長串的副作用簡直把我嚇死了，我決定不要吃藥了。」

這些藥品說明書簡直就是我生活中的災難。我敢打賭，決定這麼做的人一定是政客。就像其他針對英國國民健康保健服務的政治「改善」政策，政客造成的傷害不計其數。藥品說明書詳列了世界各地所出現的重大副作用，即使只發生過一次，也會列在內容中。服用藥物者經歷其中幾種副作用的可能性，堪比贏得全國樂透的機率。但是這些副作

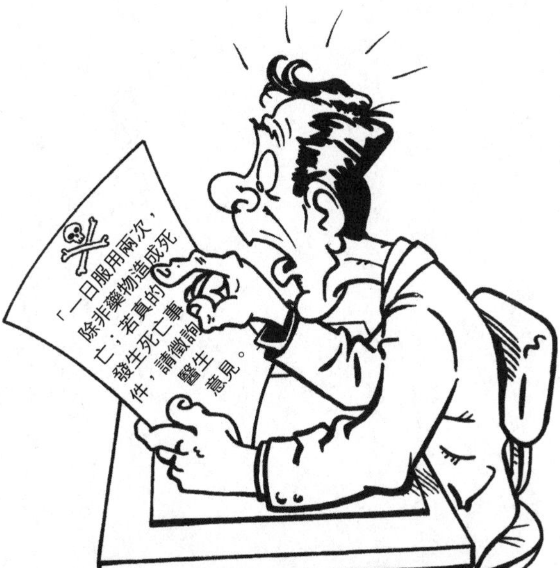
「一日服用兩次，
除非藥物造成死
亡；若真的發生死亡事
件，請徵詢醫生意見。」

用確實存在，於是我的許多病患都假設他們吃了藥就會出現所有的副作用，包括「昏倒、心臟衰竭與死亡」。不會的，我們不會經歷這些副作用，但是服藥依然需要閱讀說明書，如果大家擔心副作用的問題，去找主治醫生討論。如果有人閱讀過止痛藥乙醯胺酚的藥品說明書，一定會被嚇死，但我們大多數人，不時地都會服用這種藥物。只要明智地服藥，藥物其實是相當安全的治療方式；而且絕對比你放任疾病不管更安全。

心理治療

英國國民健康保健服務並未涵蓋心理治療領域，這個狀況著實令人難過。儘管我把英國國家健保局的大多數弊病都歸咎於政客的問題，但心理治療這一塊卻不是他們的錯；至少並不全然是他們的錯。心理治療費用昂貴，屬於勞力密集的工作。我認為對大多數飽受憂鬱症所苦的病患，任何一種心理治療都能帶來一定的益處，但是若每一位病患都接受心理治療，那麼國家健保局的所有工作人員都必須重新接受心理治療師的訓練，而且健保局也不會有多餘的財力去治療任何其他的疾病。我們必須要有所選擇，最主要的是要把資源集中在那些過程短暫且目標明確的治療之上。就現在的局勢來看，建議大家尋求國民健康保健服務以外的治療，是種政治不正確的作法——不過，我寧可冒犯大眾，還是要建議大家試試健康保健服務以外的治療。然而這麼做的前提是病患所需要的治療方式，並不在國家健保局涵蓋的服務項目之內，而且治療所需的期間合理。在我們這一區附近，許多值得信賴的國民信託機構所提供的探索性心理治療，病患都要等待一年以上的時間。很抱歉這麼說，不過這種情況實在蠢，因為這根本稱不上服務，這叫做假裝服務。大家為什麼不誠實以對地說，「很抱歉，我們無法提供探索性心理治療，因為這種療法真的太昂貴」？沒關係，我們瞭解，畢竟大家都生活在真實的世界中。但是如果真的有心做些什麼事，那就把事情做對，不要讓**當下**身陷危機與問題當中，而問題又可以處理的病患，傻傻地等上一年半。試試詢問住家附近的國民信託機構，但是如果病患需要的是深度心理治療探索，在經濟狀況許可的情況下，或許可以考慮自費。

大多數的人都不需要長期的探索性心理治療。想一想本書提到的各種憂鬱症模型，研究各模型的意涵，可能就已足夠。如果這樣還行不通，國家健保局轄下的各地機構或許可以提供四種相當便利的治療服務，分別是**支持性心理治療**、**團體心理**

治療、**短期重點心理治療**，以及**認知行為治療**。

稍後我會更詳細地介紹這些治療方式。現在先向各位讀者簡單描述這四種療法。支持性心理治療不在於探索任何背景或造成任何非常深刻的改變，其目的主要是提供必要協助，讓病患有時間與空間來恢復，不會給予多餘的治療。這種治療方式在於藉由把事情說開的作法，為病患建立起對抗周遭問題的防禦措施。社區大多數的精神衛生團隊成員都可以提供這項治療服務，而許多提供一般醫療的社區診所也都有這樣的心理諮商師。

團體心理治療有許多不同的型態。大多數的精神科日間醫院與社區精神衛生資源中心都有病患可以利用的各類團體活動，從簡單的放鬆練習到全面性的認知行為治療，有時候甚至可以找到探索性的心理治療活動。對於公開分享自己的問題，許多人都會出自本能地抗拒，但若醫生向病患推薦任何團體聚會的機會，請慎重考慮。我們很可能會因此接觸到許多睿智又實用的建議與技巧，幫助用來應付自己的狀況，也可能因此結識團體中與病患有同樣想法的一些人。

短期重點心理治療方式一如其名。除非為了瞭解病患當下的心理衝突，以及為什麼這些壓力會導致病患目前的病況，否則這類治療方式不會追究病患的過去。短期重點心理治療的目的，在於找出病患當前問題的解決之道，而非一一處理過去的許多問題。這種治療通常包括連續幾個月，每週或每兩週與治療師會面一次的療程。

認知行為治療專注的焦點在於病患當下的思考方式，並藉由直接面對的方式，試著改變病患負面與自我挫敗的思考模式。我會在後面的章節中提供更詳細的說明。

抗憂鬱藥物與休息可以讓病情好轉，但重點在於當事人若不做出改變，那麼憂鬱症復發只是早晚的事情。如果可以改變自己的行事方式，讓自己成為等式中的一部分，而不僅僅是其他人的利用工具，就不會再經歷另一波的憂鬱症發作。如果無法改變自己，那麼病患或許就需要某種型態的心理治療協助。

第 6 章

復原

很好，我說過病患遲早都會開始覺得自己好多了。有時候這種感覺會出現得早一點，有時候需要的時間長一點，過程中還可能會經過一次或多次的治療方式調整。然而對絕大部分的病患來說，自己好多了的感覺一定會出現。

接著就進入了事情變得有些複雜的階段了。除非當事人非常幸運，否則復原之路不會是一條直直向上的康莊大道。如果試著催促自己盡快完全康復，那麼過程不但可能真的顛簸動盪，而且時間更可能會適得其反地拖延得非常長。即使所有的事情都做對了，過程中通常依然會出現許多高低起伏，但波動的幅度卻會降至最低。假設病患完全依照我的建議，那麼他或許可以期待一個類似下圖所顯示的復原模式。

這張圖僅顯示臨床憂鬱症裡一種症狀的復原模式，也就是「情緒的低落」。臨床憂鬱症的其他症狀，基本上也與這個模式相符，但時間則因不同症狀而有無法預測的變化。有人可能會在一開始就覺得自己的情緒有所改善，但睡眠恢復正常的進程，卻似乎用了長如天荒地老的時間，其他病患的情況可能剛好相反，低落的情緒反而是最後一個消失的症狀。

從圖中可以知道，任何藥效都需要在開始服用抗憂鬱藥物一段時間後才出現。

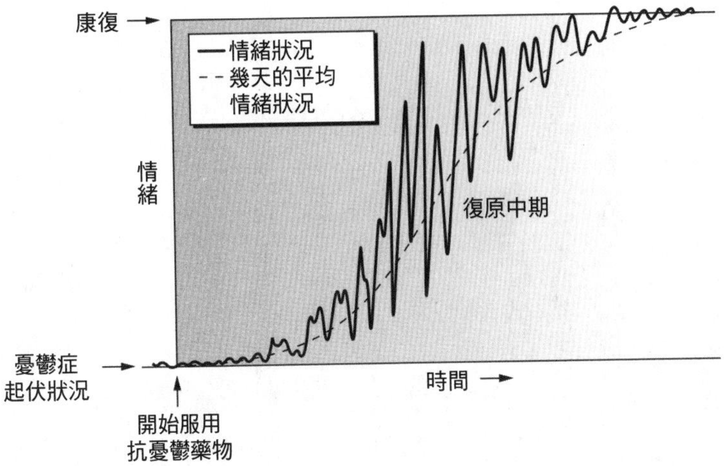

情緒與時間在復原時期中的對比圖示

病患偶爾會覺得有些許的好轉，但這樣的時候並不長，也不多；大多數的日子依然是折磨。而且隨著時間過去，情緒的起伏變得更嚴重，到了復原中期，每天的情緒動盪更是巨大。有時候病患會覺得幾乎已經恢復正常了，但第二天又再次跌進了憂鬱症的深淵中。令人遺憾的一個事實，是病患若選擇終結自己的生命，最常見的時候並不是在他們陷入憂鬱症深處的時候，而是在復原中期的這個時點，在這個他們的病況已經開始要好轉的時候。會出現這種情況的原因之一，是當病患度過了真正平靜的一天後，接踵而至的惡劣日子在對比之下會變得更為糟，而且似乎要比之前每天都很陰沉的日子更難以承受。另外一個原因是病患的精力與活力若恰巧在情緒徹底改善前恢復，那麼風險就會出現，因為病患之前已考慮了好一段時間，卻一直沒有足夠精力去執行的自毀想法，這時有了可以實現的條件。

在復原中期這段時間，最關鍵的重點在於：**不要採取任何行動；你很快就會感覺好多了；今天只不過是個倒楣的日子。**

隨著時間流逝，情緒的劇烈起伏會再次緩和下來。惡劣的日子不再那麼糟糕、也不再那麼頻繁，心情不好的時候不再占據一整天的時間，最後陰鬱逐漸消失不見，只不過病患在復原階段的末期，有時候依然會意外地遭到極其惡劣的情緒突襲。

回頭再看看上圖，大家可以看出一個模式，復原方向本質上是一條穩定朝向完全康復的前進路線，但其中涵蓋了許多背景「雜音」。只不過當病患身處這個歷程當中時，他們看不到這樣的趨勢。病患日復一日地遭到劇烈情緒起伏的攻擊，完全不知道該何去何從。針對這些激烈的情緒變動，最重要的對應方式是不要過度反應。

在情緒平穩的日子裡，病患會認為這種情緒變化的傾向表示自己已康復。「就是這樣，我覺得好多了，我可以就此重新開始，把一切都拋諸腦後。我的問題全部都已成為過去。」**不是這樣的，這些問題並沒有成為過去，時辰未到**。第二天，特別是病患若善用了前一天突然飆升的精力，已經趕著處理好或釐清了一些事情時，此時的心情會更加惡劣，感覺日子就和以前一樣難過。「噢，不要！」病患會這樣哀嚎：「原來全都是假的，我的病根本沒有好，我永遠也好不了了，一切都沒有希望，我一輩子都會是這個樣子了。」**錯了，你不會一輩子都這樣，今天只不過是個倒楣的日子罷了；這是正常的復原過程。明天或者後天，一定會更好。**

倘若病患以過度的反應因應復原過程中的正常情緒波動，那麼整個復原進程就會延宕，所以不要有這樣過激的反應。相反地，享受情緒穩定的日子，但態度要謹慎、不要過度樂觀。接受心情陰沉的日子，等待第二天的到來，但心裡要清楚未來的好日子必將到來，而且隨著時間過去，好日子會愈來愈長。

所以在復原過程中的任何一個特定時點，病患可以做多少事情呢？其實我一點概念也沒有，但是病患自己知道，**因為他們的身體會告訴他們**。病患行事若超過身體負荷，身體會開始變得沉重，人也會感到委靡不振，好像一步都無法前進。病患行事若超出心理負荷，腦子就無法清楚思考，看書時，或許同一頁看過三遍，卻依然一個字都記不住。如果是社交關係超載，那麼病患與其他人談話談了五分鐘，卻可能完全不知道兩人討論的主題究竟是什麼。

當這些警訊出現後，病患若依舊我行我素，那麼第二天百分之百絕對會是個非常糟糕的一天。如果病患一再忽略這些警訊，情緒快速起伏的經歷就會出現溜溜球效應。在好的時候，熱情大力燃燒，當事人會下定決心讓所有因生病而未能完成的工作，全部趕上進度，忽略身體在十分鐘後告訴病患身體已疲倦，應該停下手上工作的暗示。「這實在太荒謬了，」病患這麼對自己說：「我怎麼可能這麼一下下就累了；我才做了十分鐘。我通常可以連續工作好幾個小時。繼續做下去吧。」於是病患繼續剛愎自用，一步跨出了疲憊的邊界。

從這一刻起，病患就宣判了自己三十六個小時（若是嚴重超過負荷，也可能長達七十二小時）猶如地獄的刑罰。身體會回復到關機狀態，強迫當事人在第二天（或持續到第三天）休息。病患只需要休息這一、兩天就可以重新開始復原之路，也因此會再經歷一天很不錯的日子，然後又再奔波過勞，於是重新經歷糟糕的一天，這樣的循環不斷輪迴。

如果病患經歷的是這樣的過程，那麼復原之路就是遙遙望不見盡頭。

最好聽從自己身體的話。如果病患可以傾聽身體說的話，那麼復原所需的時間必然最短。身體會提供病患所需的一切資訊。是的，我知道在真實世界裡這麼做可能非常困難，因為還有一大家子要照顧、有大筆的房貸要償還，然而在這個階段，一切都要慢慢來，才真正對所有人都好。說到底，如果是我們的腿發生了嚴重骨折，而且正在接受牽引治療，但我們要求醫生一週後就要讓我們起床行走，你覺得骨外科主治醫生會如何回應？

「可是我一定要能下床走動，」我們這麼堅持：「我要去買菜，不然我家人就沒東西可吃，再說孩子也要有人送去上學啊。」

「很抱歉，」外科醫生這麼回覆：「如果現在在腿部完全復原前就試著走路，傷口不會癒合，你最後反而會在病床上躺更久。」

「那我該怎麼辦？我家人都要靠我啊。」

「其他人必須接手這些事情，」醫生這麼說：「譬如你先生。」

「可是我先生工作擔子很重，他太忙了，不可能做這些事。」

「總要有人做；你做不到，就是這樣。」

事實上，這類的討論鮮少發生在骨科病房，因為所有人都知道斷裂的骨頭需要時間癒合，所以大家會想方設法互相扶持，確保所有人的生活在病患等待復原的期間，依然可以繼續。就這一點來看，實在有些諷刺，因為憂鬱症（或邊緣系統的斷裂）要比斷腿嚴重多了。畢竟邊緣系統是一個由神經纖維組成的精密結構，而骨骼只是一種相當堅硬的簡單結構。大家之所以對這兩種結構在認知上產生如此大的差異，當然在於一般人並不認識憂鬱症的本質。因此如果病患或者病患身邊的人還不瞭解其中的意義，那麼就讓我清楚明白地再告訴大家一遍：**臨床憂鬱症是一種生理疾病，每個人都應該嚴肅看待。**

話說回來，一旦啟動復原之路，病患該如何開始變得更積極？

畢竟，如果你完全不增加活動量，你可能會覺得心情尚可，但這也表示，從開始治療的一年內，你都會無所事事。答案是開始去做一點點的事情，而且關鍵在於去做些你這輩子從未嘗試過的事情，那就是開始去做一些你根本就不打算完成的任務。這種作法與你的行事作風當然背道而馳，因為憂鬱症的病患總是想要完成生活中的一切，但是辦到這一點至關重要。

病患若想知道自己在這個階段是否掌握了正確的方向，可以嘗試我所謂的「**房間中的吸塵器測試**」。如果我在病患復原的初期走進病患家中，應該會看到一大堆只做了一半的事情，而吸塵器也應該躺在客廳的地板上。

如果病患在某日覺得心情體力都不錯，或許想做點春季大掃除的工作，於是把吸塵器拿出來。截至目前為止，一切都沒問題；病患總得有個做點什麼事的起點。他開始用吸塵器清理客廳，但做到一半時，大概過了十五分鐘，開始覺得身體笨重、疲憊與昏昏欲睡。現在這個時候是非常重要的時刻：病患需要**關掉吸塵器**，**把吸塵器就留在客廳的地板上**。接下來的這一個小時，他停下所有手上的事情，坐下來、看看電視、閒適地走來走去，或隨便做些什麼。等病患覺得又有精神了，可以繼續做些清理的工作，但只要再次覺得疲憊，當下就要停下所有的工作。一天過去，可能只清理了半間屋子。由於病患一直待在自己身體所畫下的範圍之內，所以很可能會覺得自己狀態不錯，第二天說不定就可以把整間屋子打掃完；就算第二天沒有完成打掃的工作，第三天也可以繼續。

令人遺憾的是，那些會罹患憂鬱症的人，往往都是在疲憊的時候會對自己說「只要做完這個工作，我就休息」的人。太晚了。等到病患用吸塵器清理完了整間房子，也早就跨出了自己身體在初期復原階段所能承受的範圍，也因此他們都為自己宣判了三十六到七十二小時的悲慘刑罰。

所以千萬不要強迫自己；**讓自己放鬆，以身體可以接受的速度走向復原**。如果可以辦到這一點，那麼病患就會發現，儘管中間可能出現一些小小的問題，但自己能做的事情，卻慢慢地會愈來愈多。在這個時候，把自己的活動分為心理、體力與社交三個類別是件很重要的事。確保自己每天都做些屬於心理與體力類別的事情，每週都做些與社交相關的事情。不過這些活動一定要適度，要在自己身體可以應付的範圍之內。如果今天過得很糟，不妨這麼想：

「昨天我做了些什麼事？」有一半的機會是病患前一天做了太多的事情。所以過一陣子病患就會建立起一個資料庫，知道哪些事情超過自己能力所及，哪些可以承受。

這個階段相當複雜，但是身處憂鬱症泥沼的病患，行事原則其實很簡單：盡可能少做事。完全復原後，原則一樣很簡單：在合理範圍內，愛做什麼就做什麼。復原期間的行事原則，是一種在反覆試驗中不斷改變的過程。病患在沒有過分強迫自己的前提下，可以做多少事情的範圍不斷擴大。如果病患一直都依照前述的原則行事，沒有行差踏錯過任何一步，但後來還是因為超過承受範圍的行為而過了悲慘的一天，那麼病患很可能錯失了可以加快復原速度的機會。如果病患經常性地陷入憂鬱的日子，而且伴有「溜溜球」效應，那麼必然是過分強迫自己試探承受底線了。大家要像科學家一樣，觀察自己的反應，然後隨時視情況調整自己的活動，避免任何極端的行為。首先，所謂的體力活動，可能就只是閒適地溜達到街角的店裡買份報紙，尚未達到可以上健身館的階段。若真的去了健身館，病患可能換完衣服就累了，需要回家休息。這種情況可能會讓人產生失敗感，重挫自己的士氣，實屬不必要的行為。心理活動可能就是瀏覽幾頁報章內容，而非讀完一本書的某個章節。其實就算真的勉強看完一個章節的最後一個字，除了最初的幾頁，病患對於之後的內容可能也只是空白一片。至於社交活動，指的可能是與其他人到一個安靜的酒館共進午餐，而不是受到朋友慫恿去參加派對。若真的去參加派對，病患很可能會讓自己陷入其中無法脫身，然後半個小時左右就會覺得疲憊、煩躁。

善用自己的常識、聆聽自己身體發出的訊號。這些訊號都是事實。順著自己的復原進度走，而不是強求該以什麼樣的速度復原。你很快就會康復了——但要耐心等待康復那一日的到來。

第 7 章

避免復發並過得更好

大多數關於憂鬱症的教科書都提到，憂鬱症通常是一種反覆發生的狀態。換言之，大多數曾有過一次憂鬱症發作經驗的人，未來會再經歷一次或多次的發作。**我並不認同這樣的論點**。有些人的憂鬱症問題的確會出現不斷反覆的情況，而這類病患分成兩組不同的型態。第一組人的憂鬱症復發與壓力無關，基本上也不會受壓力影響。一如我在前言中所述，本書內容並不涉及這類憂鬱症患者的病況。第二組人數遠比第一組多，這些病患後續的臨床憂鬱症發作原因，在於他們並未從第一次的發作中得到教訓，也沒有做出任何改變。

我們如果不斷地把十八安培的電導入十三安培的保險絲內，保險絲就會一而再地熔毀。

在病患走出憂鬱症，恢復健康後，不但可以維持健康，還能活得比生病前更開心。要辦到這一點，首先必須瞭解自己患病的原因，然後做出必要的改變，矯正這些有問題的情況。我們都必須**在自己的生活中做出選擇**。

現實中總有許多明顯合理的因素會阻止你做出這些選擇。我在敦促一位忙碌的生意人看看他生活中的選擇時，我往往會得到對方鄙視的回應：「選擇，什麼選擇？當你身上背負著責任時，除了向前走，你沒有其他選擇；學費、貸款都必須有人繳。」但是他錯了。有些生活上的改變是他可以做到的，而且這些選擇並不需要他的孩子轉校，他們也不用搬家。這些改變並不容易，其中包括學習如何說不以及如何更堅定地提出自己的需求。

也許各位讀者還記得第三章裡的珍。我曾經治療過一位經歷與珍很相似的醫師同僚，我們姑且幫她取名為蘇好了。她很高興我能把她的故事說出來。

毫無意外地，蘇是附近區域最棒的一般科醫生。她的病患都很喜歡她，因為相較於其他醫生，她總是給予病患更多的時間與更多的關注。當同事請她承擔額外的工作時，她鮮少會向對方說不。她同時也是位盡心盡力的妻子與母親。當然，大家對於這個故事的發展，應該都不陌生，蘇的保險絲最後燒斷了。我在治療她的時候，用的是一般性的抗憂鬱藥物，並要求她休息。她復原後回到醫院繼續行醫。六個月後，在她一如既往地與生活交戰之後，憂鬱症復發。在經過大致相同的治療方法與復原歷程後，蘇再次嘗試回到職場。而她也再次因為相同的因素陷落在憂鬱症的深坑當中。蘇和我被迫接受這實在行不通的現實。在萬分遺憾的心情下，我們採取了必要的措施，讓她從醫學界除役。她最後從醫院退休時，不論是她的病患還是同事，都萬分不捨，但是蘇本人卻很開心。我相信她從此之後一定會過得很愉快，因為她把退休後要做的事情都規畫好了。

但是令我震驚不已的是八個月後，蘇的憂鬱症復發，而且病情比前幾次還要嚴重。「到底發生了什麼事？」我倒抽口氣地這麼問：「你一直都過得很好；你規畫的美好退休計畫出了什麼錯？」後來我才曉得當她各地的同儕聽到她要退休，以及她長久以來人盡皆知的優異名聲後，不論遠近，全蜂擁地開車湧到她家。「哦，蘇，你應該可以幫我做這個臨床吧，可以嗎？我們現在剛好少一個工作伙伴，而且案子很急。」「蘇，既然你現在有一點空了，可以幫我代一下班，讓我請個假嗎？」她孩子的學校以及各種不同的慈善團體也都增選她為委員。蘇的兄弟姊妹父母更是讓她忙得團團轉。還來不及眨眼，她要做的事情已經暴增為當初全職醫生的兩倍。結果顯而易見。

蘇一直不知道該如何拒絕他人，因此不斷面對生活帶來的索求，無法做出任何決定，也抓不到任何把握快樂的機會。

千萬不要像蘇一樣；如果大家活得跟她一樣，別人會欽佩我們，但那也只是一時。當我們無法再幫忙那些欽佩自己的人時，他們轉身就會開始批評我們。他們不會在我們需要的時候待在我們的身邊，因為他們全是收割者，而非付出的人。大家最好現在就**為自己做出選擇，抓住眼前的機會**。身邊有些人也許會抱怨；我們需要特別注意這些傢伙——他們都是收割者。真正在乎我們的朋友，對於我們更為自己著想的行為，必然張開雙手歡迎。不論怎麼說，大家都要為自己的快樂負責。不要期待其他人會讓我們快樂；自己的快樂需要自己打造。如果家人因為已經習慣了我們什麼事情都為他們打理好而掙扎，我們可以理解他們的苦惱，但讓他們自己去解決他們的問題。那些全是他們的掙扎，不是我們的。

這種把人逼到牆角的情況也可能帶來危機。我已經數不清有多少次在成功治癒了一位病患後沒多久，就必須治療那個人的配偶。如果有人因為這種情況而指控我破壞這對夫妻的關係，我會開心認罪。古希臘人很瞭解這種情況。英文「crisis」（危機）這個字源於希臘文，字面意思就是「**一個機會的時點**」。如果因為錯失了機會點，而無法動搖自己當下所處的系統，那麼我們也等於給自己判了刑，未來將繼續過著長年以來一直在過的生活。**若沒有任何改變，一切都將維持現狀**。如果大家選擇要讓家人有所改變，那麼現在這個混亂時刻就是改變的最佳時機。但要下決定的人必須是我們自己。其他人都不會做出這樣的決策，因為他們太滿意當下的安逸了。當所有的事情都可以依靠我們來做好做滿的時候，他們為什麼要改變呢？

為了自身的利益而改變事情的作法會讓人感到罪惡。這也是我的許多病患在邁向復原道路上停下腳步的原因。這些原因成了他們為自己生活創造長遠改變的阻礙。

親愛的朋友，我要告訴大家：罪惡感是個好東西。事實上，這種感覺至關重要。如果新近才康復的病患對我說，他對自己所做的決定以及對其他人所提出的要求感到內疚，那麼我一定會說：「萬歲！」這表示他為了給自己打造一個可以維繫且能夠創造長遠快樂的生活（為了他自己，**也**為了他周遭的人），而正在做他需要做出的改變。沒錯，儘管這聽來確實有些令人費解，然而我們就是要做出選擇，畫下為身邊親朋好友費心費力的界線，而且唯有當這條界線明確清楚時，與我們關係密切的人才能生活得更好。話說回來，罪惡感是個好東西，但憤恨卻是很不好的東西。如果大家發現自己出現了怨恨的情緒，表示我們並沒做出自己所需要的改變，或者我們並未充分地肯定自己。

試著把憂鬱症想像成一間黑屋子：屋裡只有一條可以離開並通往健康與快樂的

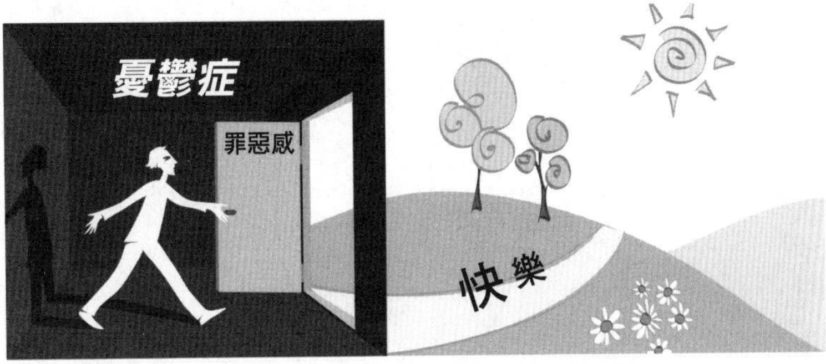

明亮花園之路——而這條路必經的那道門上標示著「罪惡感」。

所以不要去嘗試逃避內疚。罪惡感是個好的徵兆。反正若有任何人因為病患正在改變的狀況而提出質疑，就讓他們把帳算在我頭上好了——我完全不在乎。

走筆至此，我要提醒各位慎防極端化。一如後面的內容所述，生活在英國文化環境中的我們，往往都會出現這樣的傾向。偶爾我會看到缺乏自信、壓力沉重的先生或太太，變成了苛刻又盛氣凌人的暴君。過分勤勞的企業主管因保險絲熔毀而提早退休，卻自此關閉心門，與世界幾乎完全斷了交流。靠得住先生不但開始亂搞男女關係，每天還喝得醉醺醺。從表面看來，這些人的丕變顯得莫名其妙，但事實上其來有自。這些人幾乎沒有改變，因為他

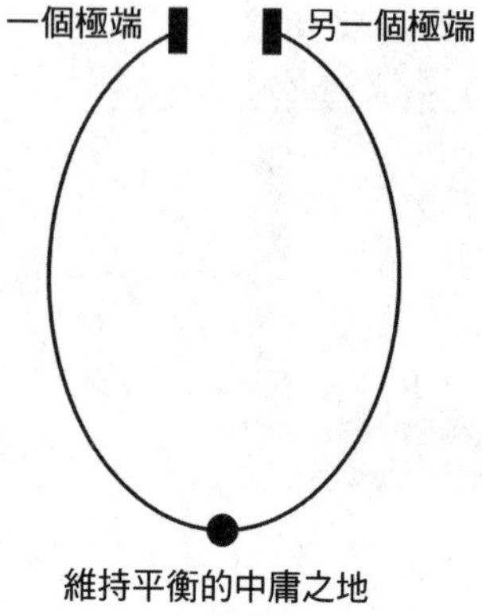

徹底改變中心點

們反轉後的心態依然與原來相同。缺乏自信與盛氣凌人本是一體兩面，相同的比喻也可以套用在過頭的勤奮與極端的懶散、強烈的自我否認與衝動的享樂主義。真正徹底的改變是中庸之道，或者說平衡之術。憂鬱症患者需要中庸或平衡，才能避免從一個極端擺動到另一個極端，不然的話，就等於是沒有做出任何持久性的改變。

如「徹底改變中心點」這張圖所顯示，兩個極端之間的距離非常近，只需要輕輕一跳就可以在兩者間來回。中庸之地是距離最遠的一點，但這一點卻是可以持久的穩定之處。找到這個中庸點是維持健康的重中之重。

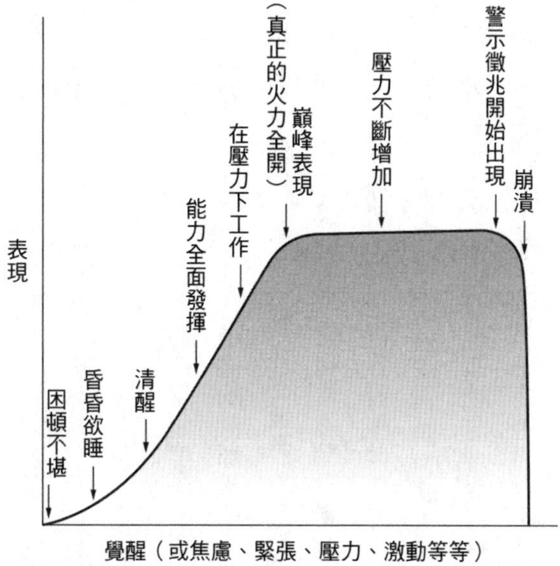

葉杜二氏法則曲線

我在此並非鼓吹平庸，而是主張可持續性。維持長期的良好表現，卻不會出現保險絲熔斷的關鍵要素，是將活動維持在略低於自己的能力巔峰值之下。「**葉杜二氏法則曲線**」（Yerke-Dodson curve）[1] 這張圖就可以展現這種狀況。

這張圖說明的是表現程度與覺醒程度之間的關係。我之所以選擇覺醒這個詞，是因為它涵蓋了從非常低到非常高的清醒等級範疇，但是我們也可以把這個詞改換成焦慮、緊張、警覺、激動或壓力。這些狀態全都是同一件事的不同面向。

在零度覺醒時，我們困頓不堪，根本無法處理任何事情。醒過來後但昏睡欲望依然強烈的階段，還是不太能做什麼事。覺醒程度必須再提升一些，我們才能做早餐，但若要從事任何複雜度較高的工作，覺醒度必須進一步增加。要想在競爭環境下有效地工作，我們必須相當清醒；若要達到巔峰效率、真正火力全開、振翅翱翔、做好萬全準備因應一切，覺醒度需要更往上提升。但是問題在於達到巔峰狀態的這個覺醒程度是一根抹了油的滑溜長棒，不上則下。所以最有效率的運作模式其實是貼在巔峰值之下，然後在必要時，短暫地將覺醒程度提升到巔峰值。

我們可以在競爭激烈的職業運動看到這樣的運作模式。體育選手幾乎都是貼著自己的能力界線值，向全世界展現他們的表現。最能詮釋葉杜二氏法則曲線中短暫激發到巔峰的例子，莫過於巔峰時期的網球球員皮特・山普拉斯（Pete Sampras）[2]。每次在賽事剛開始時，山普拉斯總是冷靜自持、動作輕盈，就像是在公園裡散步。相當熟悉比賽節奏的他，總是維持著與對手勢均力敵的覺醒程度。然後，大概到了第七局上下，他會踩下油門，身體、姿態全都產生變化，開始來回蹦跳，眼睛也睜得更開，猶如一隻隨時會撲上來的猛虎。他會拿下這一局，守住發球的機會，然後在大家幡然領悟過來前，這一盤的勝利已經落入他的口袋。接著他又會回到閒晃的狀態，並以這樣的狀態維持一小段時間。如果比賽真的進展到了並不常見的第五盤，山普拉斯幾乎都會拿下最後的勝利，因為當對手全力以赴時，他火力全開的時段都很短，因此油箱裡還有許多儲油。

若能在略低於能力巔峰值以下的範圍內行動，長期來看，一個人可以成就更多的事情。

若持續努力維持在高峰，覺醒度會緩緩上揚，達到更高的覺醒度，但這個時候的運作溫度非常高。用另一種隱喻來比擬，猶如一隻水裡的天鵝，在水面上一切都歲月靜好，但水面下的一雙蹼卻在瘋狂揮動。身邊的所有人都不知道有任何不妥，但我們卻已察覺到問題，並開始感覺到沉重的壓力。

這個時候會出現一小段平穩的高原期，但是一旦滑落發生，卻不會有太多的警示。覺醒度會一直上升、上升、上升，然後——啪！我們跌出了邊際界線外，再也無法正常運作。這種情況第一次發生時，可能會以「失控」的型態顯現：毫無理性的行為、無頭蒼蠅般來回忙碌奔波，或是對某人大發雷霆。首次遭遇這種情況的人，也可能會經歷恐慌發作，亦即當事人感覺到極度恐懼，無法呼吸、心悸、冷汗

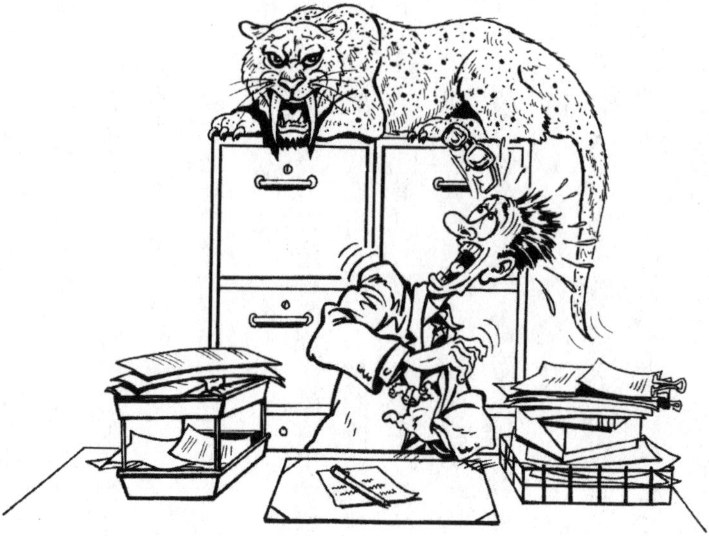

直冒、輕微的頭痛，或覺得自己與這個世界中間隔著一片厚厚的玻璃。

如果恐慌發作，儘管當下非常不舒服，但不要驚慌！雖然當事人可能會覺得像是心臟病發作，自己馬上就要與世界告別，但其實這是正常的身體反應，相信我，死不了。有問題的不是當事人的心臟，而是當事人的運作溫度太高，以致腦部感知到了其實並不存在的危險。我們之所以會遭遇這樣的情況，原因其實在於人類的身體是已過時的設計。人體的原始設計是為了因應數百萬年前活在原始土地上的最初人類生活。在那個遠古時代，人類為了傳遞自己的基因，必須擅長幾件事：鬥毆、種植穀物、生殖、殺死並食用野生動物，以及避免成為野生動物的盤中飧。我們的人體非常到位地適應並符合了這些需求。

如果我們剛從洞穴冒出頭，就要面對一隻劍齒虎，我們就必須極快速地反應，否則只有死路一條。人體在腎上腺素這種荷爾蒙的協助之下，可以隨時以雷霆閃電般的速度進行爆發性的行動。短短幾個呼吸之間，我們的肌肉就能處於一種緊繃狀態，心跳與呼吸變得更快，神經超級敏感，五感也極其敏銳，然後我們就會經歷「突破自己極限」的問題（我們會盡可能變得輕盈，這樣才能跑得更快——就算一公斤都可能決定生死）。

所以身體的這些變化高度符合我們在面對一隻劍齒虎時所需要的反應。然而如果我們坐在一間無處可跑的辦公室裡，這些感覺就會讓人覺得非常不舒服與恐慌。這些感覺並不危險，卻是一種警示我們運作溫度過高的提醒。

如果我們不盡快改變一些行事習慣，很快就會從懸崖邊跌出去，而且會有相當一段時間無法回歸。這就是憂鬱症。所以在另一波憂鬱症發作時，我們需要把自己拉回來、做出一些改變。大家或許可以學學放鬆練習（請參見第十章）。最重要的是大家不要一直踩在自己的邊際線上。因為憂鬱症一視同仁，所以一如各位讀者可以想像到的，我的病患不乏重量級人士，而他們告訴我，其實**只要用六成的力氣，就可以獲得九十九分的成果**。而且這樣的運作方式還可以長長久久。

我認為花一點時間在毫無意義的活動上也很重要。如果一個人把所有的時間都用在產出複雜結果的事情上，那麼運作溫度過高的機會就很高。話說回來，我們為什麼隨時都必須有用呢？我們要試著向誰證明什麼嗎？大家不妨試著每天都讓自己停下來一小段時間，週末把停下來的時間拉長一些。這就是我打高爾夫球的理由。這個運動一點都不簡單，而且花的時間長，又完全沒有意義。我打得不太好，但是我愛死這個運動了！能夠做一件自己非常不擅長，卻又不會讓任何人失望不悅的事情，實在開心。基於這個理由，不論大家從事（或不從事）什麼活動，在自己能力範圍之內，盡可能往差的方式去表現吧。如果真的很難辦到這一點，我也無話可說。但我還是希望患者能夠辦到，因為這是康復狀況可以持久的一個核心態度。

若想維持健康，需要改變的事情似乎多得不勝枚舉。對於那些之所以讓人過度勤奮或過分耗損精力的原因，大家也可能需要費點心思去解決。這是屬於心理治療學科領域的學問，稍後我會回頭再討論。現在我想要把事情單純化。我的病患中，痊癒後維持健康的人，與那些符合憂鬱症標準條件且持續受到憂鬱症發作所苦的人之間，差別之處只有三個問題：

- **這一切到底是為了什麼？**
- **我想要什麼？**
- **我生活中的平衡點在哪裡？**

如果有人覺得這些問題聽起來像是古希臘時代的問題，那麼你就有問題了：你早晚還是會再生病。如果病患可以回答這三個問題，那麼維持健康的可能性就很高，而且假以時日，他們會比生病之前還要開心。

在此為這些關鍵問題提出一組回覆作為參考（只有第二個答案真的是我的回答）：

- **這一切到底是為了什麼？**

我以前從沒想過這個問題，但現在生病了，我意識到自己一直都努力地想當一個隨時隨地都很了不起的人。我以為我必須這麼做。我現在知道這種想法與作法除了讓自己精疲力竭、暴躁易怒、生病和早夭外，根本不會帶來任何東西。我拚了命賺回來的大房子、大車子，我太太根本不想住，也不想開；她只希望我能重視她、愛她。孩子都躲著我，因為我很容易就發脾氣。老實說，我這麼做一直都是為了我爸，我努力想要讓他對我另眼相待、肯定我。不過那個一點也不聰明的老頭子其實天生就不會被任何人打動，更何況，他都已經去世十年了。天啊，我想有些事情我根本放錯了重點。幸好這個病讓我有機會去瞭解自己生命中的重點，而且為時不晚。很多人連得到教訓的機會都沒有。我最好用這些付出高昂代價才換來的領悟，決定自己到底想做些什麼。

• 我想要什麼？

想要愛人，想要被愛，想要看到我的孩子在他們能力範圍內長成最棒的人，想要在工作與寫作上交出一點小小的成績，還想要高爾夫球的差點能降到個位數。

• 我生活中的平衡點在哪裡？

這個平衡點從來都不存在。在這場工作與生活其他層面的爭奪戰中，裁判為了避免挑戰者受到不必要的懲罰，早在八百年前就已終止了比賽。我除了必須賺到足夠的錢，讓孩子繼續在他們的私立學校就讀外，其他都不是一定得做的事情。工作讓人生病。看看辦公室裡的其他同事就知道了。三分之一以上的同事今年都因為壓力而休假。我想菲爾的「慢性疲倦症候群」應該真的是壓力過大所致。莎拉剛離婚；她老公說如果在街上看到她，也認不出她來。那些身體啵棒的傢伙，其實根本就是浪費空間的存在。你知道嗎，我覺得不管是誰，只要真的在乎這份工作而且真的工作超級努力，就不可能在這個職位上保持健康。我也要請假去看看１０４上有什麼工作！若找得到下一份工作，我一定要盡全力在工作之餘讓自己、家人和朋友都得到照顧。

　不論生活是局限在家中，抑或是

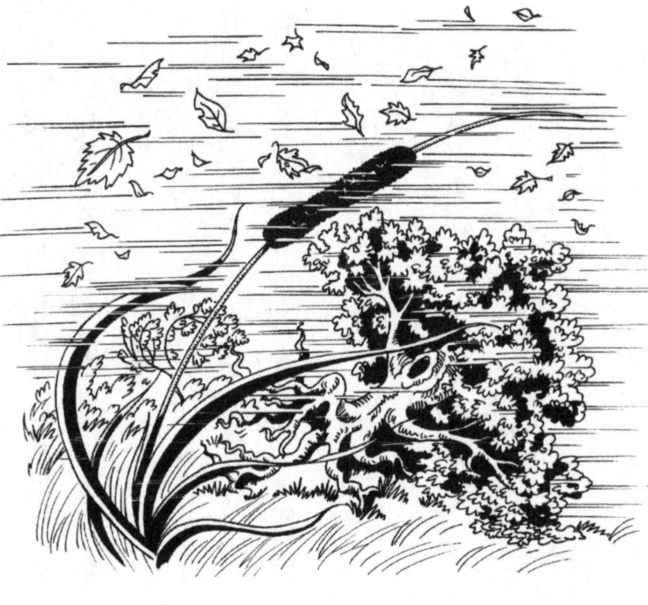

英國國王本尊，不論富有或貧窮、已婚或單身、異性戀或同性戀，要問的問題都一樣。努力找出自己的答案，然後告訴最好的朋友，看他們會不會覺得我們就是這樣的人（千萬別告訴你的配偶）。如果回答正確，那麼恭喜！我們剛剛獲得了健康，如果運氣再好一點，我們還可以得到快樂。

當然，一個人不可能永遠快樂，因為有時候人生就是會朝著我們丟些令人不快的試煉。遭遇到生活試煉時，放心地去難過。不要故作堅強。但是要維持彈性。

在暴風雨的肆虐中，頑強的橡樹會斷裂，但應風折腰的野草卻能存活。**要懂得彎腰。**

注釋

1 譯注：葉杜二氏法則曲線又稱為倒U型曲線，是心理學家葉克斯（R. M. Yerkes）與杜德遜（J. D. Dodson）歸納出來的一種心理學法則，說明心理壓力、工作難度與工作效率之間的關係並非線性。

2 皮特．山普拉斯（Pete Sampras）：一九七一－，曾居世界排名第一的美國網球球員，贏得了六十四座巡迴賽冠軍獎盃，被譽為網壇最偉大球員之一。二〇〇七年進入網球名人堂。

第 8 章

關於生理治療

抗憂鬱藥物

憂鬱症產生原因包括邊緣系統內化學傳導物質濃度的降低，神經纖維對於剩餘的化學物質敏感度也因此下降。抗憂鬱藥物的作用就在於讓化學物質濃度回升到正常，讓神經更敏感，這樣邊緣系統才能再次開始運作。坊間有許多不同的抗憂鬱藥物，各有優缺點，而某些類別的藥物又與其他類別的作用方式不同。這些藥對於大多數飽受臨床憂鬱症折磨的病患都有效，其中六成到七成對任何一種藥物都有相當良好的反應，但是每種藥物的藥效又有大概六到七成的差異。比較倒楣的病患，可能需要試過好幾種不同的藥物，才能找到最有效的那一種。

只要服藥時間夠長，病患的第一種藥物很可能都會生效。記住副作用最嚴重的時候，出現在服藥的第一或二週內，而藥效通常要數週後才會顯現。

一旦開始服藥，持續不中斷地服藥直到痊癒，是一件至關重要的事情。病患有時候會在覺得好轉後自行停藥，而這種情況會讓病患有一半的機會出現復發的問題，進而讓他們失去對藥物治療的信心。這些病患錯誤地斷定因為憂鬱症在停藥後

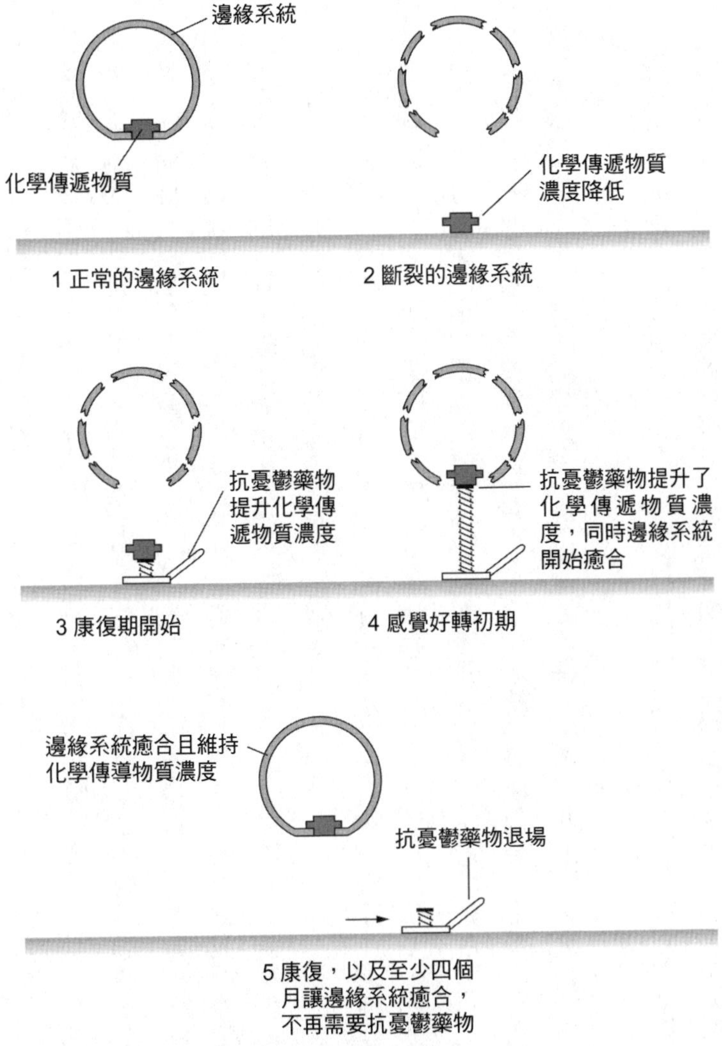

抗憂鬱藥物發揮足夠時間的效力：概要示意圖

復發，所以病況其實沒有真正好轉，只是暫時被藥物遮掩而已。事實並非如此，臨床憂鬱症症狀之所以捲土重來，是因為邊緣系統沒有足夠的時間癒合。

抗憂鬱藥物一旦將化學傳遞物質濃度提升到正常水準後，還需要讓這個水準穩定維持一段時間。就像腿部嚴重骨折的狀況。骨折端進行復位後，骨頭會被推回直線型態，並用石膏固定，這個時候骨折部位的疼痛程度會降低，然而這並不表示斷裂的骨頭已經癒合：骨頭癒合需要好幾週的時間。如果在疼痛解除後，傷者就取下石膏，開始用剛剛才斷的腿走路，那麼骨折必然再現。

邊緣系統也一樣。當化學傳導物質濃度回升正常水準後，神經敏感性與神經迴路的運作都跟著恢復，臨床憂鬱症的症狀也開始隨之消失，然而這並不代表邊緣系統已癒合。邊緣系統的癒合過程需要數週甚至數個月的時間。在這段癒合期間，抗憂鬱藥物一直在支撐著化學傳遞物質的濃度。邊緣系統完全癒合後，化學傳遞物質濃度可以與需求維持一致，病患這時才能安全地停藥，不會因此出現病況惡化的問題。

邊緣系統的癒合時間因人而異，但維持健康的時間愈長，停藥時的安全性愈高。我們通常建議病患**從開始感覺狀況好轉開始，至少繼續服藥六個月**。如果在一

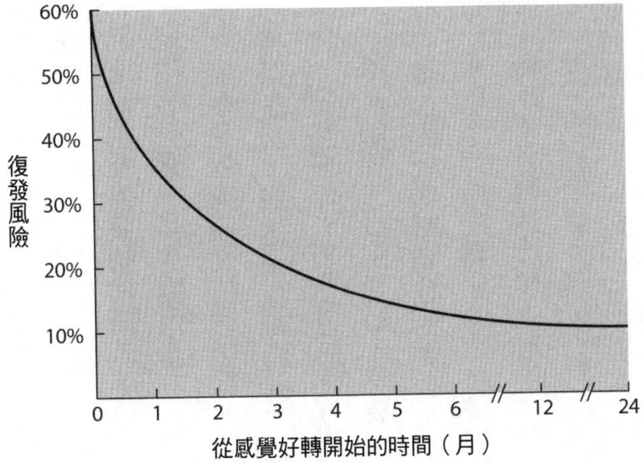

復發風險隨著治療時間長度而降低

開始好轉就停藥，憂鬱症有百分之六十的機會在接下來的數週內復發。賠率挺高的。多服用一個月的藥，復發風險降低為百分之三十五；持續用藥三個月，百分之十五；一年，復發機率降至一成，服藥兩年的復發機率依然是一成。我們傾向於認定再多服用六個月的藥，只能多出百分之五的安全保障，並不是真的划得來，因此才會有服藥半年的建議。不過切記，要從開始感覺好轉開始起算。經歷過一次或多次憂鬱症復發的邊緣系統，需要更長的癒合時間，所以病患的用藥需要持續一年左右。醫生會提供這方面的建議。

病患需要盡可能定時服藥。專家懷疑（但目前還沒有足夠證據證明）不定時服用抗憂鬱藥物的結果，就像不定時服用抗生素一樣，不僅沒有效用，還可能產生終身抗藥性。

服用抗憂鬱藥物期間，不要大量喝酒。在抗憂鬱藥物的作用下，酒精可能出現什麼樣的影響，非常難預測。一般認為相較於未服藥的正常情況，服藥期間的一杯酒可能會產生高達三倍的影響。酒精是否會干擾人體對於這些藥物的吸收，目前尚未獲得釐清。謹慎總比後悔好。把飲酒量控制在絕對適量的程度。只要喝酒不開車，一週喝個一、兩次應該不會帶來任何傷害，至於多喝，絕對是餿主意。

除此之外，也請謹記，**不要突然停藥**。不論從哪個角度來看，抗憂鬱藥物都不會上癮，因為這類藥物的藥效不會隨著時間消失，不需要為了維持效果而增加劑量，所以不會造成癮症。然而這些藥物確實可能在病患突然終止用藥時產生戒斷反應。所以不要貿然停藥，而是需要在醫生指示下，用數週的時間慢慢停止服用。

以下介紹幾個主要類型的抗憂鬱藥物。要提請讀者注意的是，我的目的不在於提供這些藥物詳盡而全面的藥效與副作用資訊。如果希望更完整地瞭解這些藥物，請參考《英國藥典》（*The British National Formulary*），不過說實話，我不會去找這個麻煩。大多數藥典所清列的副作用，發生機會可能比我們被封爵的比例還低，再說研究各種副作用，也很可能讓病患產生不必要的憂慮。話說回來，如果各位讀者覺得我只是在安撫大家，那麼大可隨意去查閱藥典上關於用藥的說明，或者詢問自己的家庭醫生，不管怎樣，藥典上的資料都涵蓋了一些值得一看的基本原則與注意事項。

三環類

三環類（tricyclics）藥品是醫界最早使用的抗憂鬱藥物，時間可以回溯到一九五〇年代。這類的藥物至今依然有效，而且仍在使用中。確實，三環類藥物只要劑量足夠，效果不輸任何一種現代藥物。但這類藥品有一個問題，那就是足夠的劑量會產生不少的副作用。大多數的三環抗憂鬱藥物都具鎮靜效果，如果病患在痊癒後需要回到職場，那麼這類的藥物就不是太理想。除此之外，昏昏欲睡或有其他任何不適的時候，也不該開車。所以家中若有接送孩子上下學的需要，這類藥物就會讓情況變得棘手。三環類藥物大多也會造成體重增加的狀況。並非每個人都會出現這樣的麻煩，但偶爾會見到一些體重大幅上升的病患。造成這個問題的原因尚待釐清，但主因很可能是嗜食碳水化合物。

這類藥物的最大問題在於服用過量會帶來極大的危險。遺憾的是重度臨床憂鬱症的病患偶爾還是會發生這樣的悲劇。我不是太喜歡開立這類藥物，因為我覺得把一大堆槍枝塞給可能開槍的人，並不是什麼好主意。

話雖如此，有時候我還是會讓病患服用三環類藥物，因為在某些現代藥物無效的少數案例中，三環抗憂鬱劑的效果還不錯。

病患若確實在服用三環抗憂鬱劑，請依照開立的劑量服用；劑量過低或未按時服用，都無法讓藥物發揮藥效。

以下列出一些三環類以及相關類型藥物（我稍微把類別擴大了一些）與其他藥物的特殊差異：

化學名稱	商品名稱	差異
阿米替林（amitriptyline）	德利能（Tryptizol）、Lentizol	鎮靜作用較強。
米帕明（imipramine）	妥富腦（Tofranil）	鎮靜效果較低。
度硫平（dosulepin）	樂協健（Prothiaden）	鎮靜效果強大。
杜使平（doxepin）	神寧健（Sinequan）	直接睡著！但鮮少其他副作用。
氯米帕明（clomipramine）	可必安（Anafranil）	有時當其他三環類藥物無效時，這個藥品會產生藥效；也可以用於強迫症狀態。
洛非帕明（lofepramine）	伽馬尼（Gamanil）	有時候副作用較少。

單胺氧化脢抑制劑

單胺氧化脢抑制劑（MAOIs），或者至少這類藥物的原始型態，現在已經不是那麼常用了。由於飲食限制很多，服用這類藥物會帶來極大的不便。與單胺氧化脢抑制劑藥物抵觸的食品包括乳酪、發酵食品（含啤酒）、紅酒（特別是義大利奇揚地產區〔Chianti〕紅酒），以及所有不新鮮的肉類。任何食物中，只要有不認識的食材，就要避免食用，這樣對病患來說會安全一些，所以避免異國餐點。服用這類藥物的病患必須嚴格遵守飲食限制的規定；若置之不理，最嚴重的狀況可能導致中風。這種藥物與其他藥品也有不少的交互影響。服藥的病患在購買任何非處方藥品時，一定要告訴藥劑師自己目前正在服用單胺氧化脢抑制劑。另外一個問題是，若病患原本服用的是其他抗憂鬱藥物，那麼大多（但也有例外）都必須在停藥一週後，才能開始服用單胺氧化脢抑制劑。如果單胺氧化脢抑制劑無效，病患必須停藥兩週後，才能再服用其他的藥物。

直到現在，我們有時依然會開立這類的藥物，因為在其他藥物都無效時，這種藥往往會發生效用，特別是那些除了臨床憂鬱症外，還伴有其他精神症狀問題的病患。

嗎氯貝胺（moclobemide）是較新的藥，具有許多舊藥配方沒有的優點，譬如停藥後不需要等待兩週才能再服用其他藥物、違反飲食限制後的危險性也較低。令人遺憾的是，目前我們並不清楚這種新藥對於難治型（treatment-resistant）憂鬱症的效力，是否與舊配方相當。

化學名稱	商品名稱	差異
苯乙肼（phenelzine）	拿地爾（Nardil）	輕微的鎮靜作用。
反苯環丙胺（tranylcypromine）	Parnate	興奮劑。
嗎氯貝胺（moclobemide）	Manerix	安全性較高，無「沖洗期」（wash-out period）的必要。相同的治療效果？

選擇性血清素回收抑制劑

由於安全度與服用便利性都大幅提高，因此選擇性血清素回收抑制劑（SSRIs）在大約十年前以重大突破的姿態出現，而且對大多數病患來說，直接服用劑量足夠的藥，效果都很不錯，不像那些舊藥需要緩緩增加劑量以避免過大的副作用。這類藥品的第一個合成配方百憂解至今已存在相當一段時間了，但仍是世界各地最廣泛使用的抗憂鬱藥物。一如這類藥物的名稱所指稱，這類藥物發揮藥效的地方，是兩種與臨床憂鬱症相關的化學系統中的其中一種：**血清素**。

選擇性血清素回收抑制劑並非萬無一失的靈丹，但副作用大多發生在治療最初的兩個星期間。相當多病患會在這段時間出現噁心及／或頭痛問題，但一般都在可容忍範圍內，且持續時間很短。再說，如果必要的話，還有止吐劑和止痛藥可以從一開始就配合服用。大約一成的少數病患會經歷令人難過的焦躁，不過時間也不會持續太久。根據我的經驗，大多數出現焦躁副作用的病患，常常會因此把藥扔進垃圾桶裡，因為當他們已經處在情緒非常陰鬱的狀態時，真的不需要再外加焦躁感了。事實上，英國國家健康與臨床卓越研究院（National Institute of Health and Clinical Excellence）這個我沒什麼時間參與的政府指派半官方機構非常嚴肅看待這個副作用，甚至建議青少年不要使用這類藥物，並警告在服藥初期，患者自殺與暴力行為的機率可能會增加。當然，如果病患在治療初期經歷了非常嚴重的焦躁問題，風險就會增加，若有必要，病患可能需要停藥並徵詢醫生的意見。然而這類警語若是使得那些治療初期只有輕微副作用的病患因此放棄這種藥物，那麼對他們來說實在太可惜了。大多數病患在服用選擇性血清素回收抑制劑時，幾乎都不會經歷那些負面的副作用。

唯一的例外是性功能障礙。我的病患中，至少有一半會遭遇到不同程度的這個問題，而且只要持續服藥，這個副作用就會一直存在（停藥後，還需要一段時間等藥物完全排出系統）。有問題的不是服用藥物的人，而是這個藥物，一些其他的抗憂鬱藥物同樣也會出現這種副作用。病患會發現自己的性欲降低了一些，但這種狀況通常也表示當病患完全復原時，性欲也會隨之增加。主要的問題其實在於病患需要更長的時間才能達到高潮。儘管這個副作用有時可以當成一個益處（選擇性血清素回收抑制劑可以用來治療早洩），卻不盡然能讓大家都接受。畢竟當所有的新鮮感都消磨光了之後，還得花老半天才能達到高潮，兩口子應該都會有種挺悲屈的感覺。

我們完全無法判斷患者是否會出現這樣的副作用，也不知道在服藥期間，這樣的副作用只會短暫地出現，還是會如影隨形地直到治療結束。最近我一直在幻想自己擁有一扇可以隨時躲進去的任意門。在向病患的妻子解釋這項副作用時，我曾言者無意地向她建議：「你就只能噓下去囉，然後看看結果會怎麼樣。」接著我記住了這輩子絕對忘不了的沉默三秒。這都得怪在佛洛伊德失言（Freudian slip）上頭。

化學名稱	商品名稱	差異
氟西汀（fluoxetine）	百憂解（Prozac）	通常會出現非常輕微的興奮作用與食欲不振。
帕羅西汀（paroxetine）	克憂果（Seroxat）	輕微鎮靜作用；對躁鬱症與恐懼症很有效。
舍曲林（sertraline）	Lustral	通常會出現非常輕微的興奮作用。
西酞普蘭（citalopram）	舒憂（Cipramil）	無鎮靜或興奮作用；副作用發生率低？
氟伏沙明（fluvoxamine）	無鬱寧（Faverin）	性方面副作用較少？反胃的副作用機會比選擇性血清素回收抑制劑高？
艾司西酞普蘭（escitalopram）	Cipralex	西酞普蘭相關的新藥，效果可能更好，副作用也可能更少（需要時間證實）。

其他新世代抗憂鬱藥物

選擇性血清素回收抑制劑問世後，坊間又出現一些新藥。這些藥反映了部分病患無法僅靠作用於血清素系統的藥物復原的現實。儘管在血清素濃度恢復正常後，另外一種化學傳導物質正腎上腺素的濃度通常也會自動增加，但後者卻不盡然一定會發生。有時候正腎上腺素系統需要以更直接的手段進行調整。同時作用在兩種化學系統上，或特別作用在正腎上腺素的複合藥物有其需求，譬如三環類藥品，但是副作用與服用過量所帶來的危險性也都必須要更低。以下的這些新藥就應運而生。

化學名稱	商品名稱	差異
文拉法辛（venlafaxine）	速悅（Efexor）	作用於兩套系統的藥物。相當有效。有時候會出現體重增加與性功能問題。心疾病患服用此藥的危險性較高。建議不定時檢查血壓狀況。
米氮平（mirtazapine）	Zispin	鮮少出現性功能問題。鎮靜作用強大。有時體重增加的問題顯著。作用於兩套系統的藥物。
瑞波西丁（reboxetine）	憂得樂（Edronax）	稍具鎮靜作用。強效型藥物，只針對正腎上腺素作用。
度洛西汀（duloxetine）	千憂解（Cymbalta）	作用於兩套系統的藥物。藥效或許不及文拉法辛，但心疾病患服用的安全性較高。
阿戈美拉汀（agomelatine）	煩多閃（Valdoxan）	作用在褪黑激素系統的新興藥物。鎮靜作用中等，藥效有待時間證明。

安非他酮（bupropion）	載班（Zyban）	作用在多巴胺化學系統上的藥物。之前普遍認為多巴胺化學系統與憂鬱症無關。美國使用廣泛，但在英國尚未取得正式的憂鬱症用藥許可。

抗精神病藥物

關於這類藥物，我只介紹其中的三氟噻噸（flupentixol，請詳下表）。一如精神病學中的許多事物，這類藥物也是無心插柳的意外發現。當劑量強度高出臨床憂鬱症用藥的好幾倍時，三氟噻噸是效果強大的鎮靜劑，一般用來穩定飽受精神病折磨的病患。精神病患在服用全劑量時，效果非常好，但是研究人員發現，服藥劑量一旦降至每日三毫克以下，病患的病情就會發生轉變。他們不但不會安定下來，反而會興奮異常地東竄西跑。這種狀況顯然無解，但研究人員卻明智地提出了一個問題，這種藥是否可以用來舒緩憂鬱症病患的情緒。經過試驗之後，研究人員發現對於重度憂鬱症的病患來說，效果並不好，然而對於那些病況較輕微的病患以及會對單一用藥產生抗藥性的病患而言，在很多情況下，搭配其他抗憂鬱藥物使用的效果卻很不錯。由於這種藥物的服用劑量非常低（一天僅半毫克至三毫克），通常不會出現明顯的副作用。我發現這種藥物的效果通常都相當不錯。

其他抗精神病藥物若是低劑量使用，似乎也具抗憂鬱藥物的效果。這樣的藥效或許有部分要歸因於抗精神病藥物可以緩解焦躁感，因此讓邊緣系統得以癒合的關係。也有可能是這些藥物會作用在部分與憂鬱症相關的神經系統上，或甚至關閉這些神經通道之間環行的負面反餽，讓其他抗憂鬱藥物得以發揮更大的藥效所致。抗精神病藥物往往用於出現較多抗藥性的憂鬱症病患身上。除了三氟噻噸，其他的這類藥品尚未取得使用在憂鬱症上的許可，因此藥效以及病患服用過程經驗的相關證據都有限。

化學名稱	商品名稱	差異
三氟噻噸（flupentixol）	福祿安（Fluanxol）	作用模式不確定，通常當作「加強劑」使用，或用於輕度憂鬱症治療。
奧氮平（olanzapine）	津普速（Zyprexa）	可能造成體重增加。糖尿病患者避免服用。一如其他同類型的藥物，心疾病患者應謹慎服用。
喹硫平（quetiapine）	思樂康（Seroquel）	對於某些人具顯著鎮靜作用。
阿立哌唑（aripiprazole）	安立復（Abilify）	對於憂鬱症之藥效尚未確認。

情緒穩定劑

這類藥物通常只會針對已試過所有其他治療方式，但憂鬱症卻依然很容易就不斷復發的病患，以及罹患躁鬱症（雙相情感疾患）的病患使用。本書內容並未涉及這些類型的疾病。不過情緒穩定劑有時候也可以用在那些單獨使用抗憂鬱藥物無效的倒楣病患身上。另外本書所談論的因壓力而重複引發的憂鬱症病患也會使用這類藥物。這類病患的憂鬱症之所以持續復發，就是因為一開始導致他們患病的壓力，始終不曾間斷，且無法避免或重複出現。在我的行醫經驗中，這種情況相當罕見；一如之前所提，病患通常都有可以維持健康的其他選擇。我認為只有那些在追求對自己更好的生活過程中，已嘗試了所有可能的方式，卻都徒勞而返，以致病情不斷復發的病患，才有必要服用情緒穩定劑。

話雖如此，這類藥物通常都很有效。多年來飽受躁鬱症所苦的病患，生活因為這些藥物而有了改變，除此之外，大家在近期發現情緒穩定劑在許多時候還可以防止憂鬱症復發。然而我們關切的重點不是這類藥物效力如何，而是服用任何預防性藥品都會帶來的一個問題：如果病患的健康狀況維持了兩年，接下來呢？兩年的健康，究竟是因為情緒穩定劑的作用，還是病患本身其實已經完全康復？除了停藥，看看會發生什麼事情之外，沒有其他可以找出答案的辦法。醫生不可能建議病患何時去冒這個險，這個決定純粹是個人選擇。

碳酸鋰是我們第一個發現的情緒穩定劑，這種天然形成的鹽分，在情緒穩定上的效果最常見，然而在對應壓力所引發的憂鬱症上，究竟效果有多強大，還不清楚。我們並不確定當抗憂鬱藥物單獨使用無效時（不論是否搭配心理治療），將碳酸鋰納入治療方案後，抗憂鬱藥物發揮效用的機率有多高，但有些病例確實展現出療效。

本書不會深入討論碳酸鋰的治療細節；現在大家只要知道服用這種藥品會帶來相當的不便，因為病患需要定期抽血檢查。如果沒有定期進行血液監測，服藥者的腎臟可能會面對機會不大但嚴重的風險。不要隨便拿腎臟開玩笑，因為腎臟不像其他的器官具再生功能。服用碳酸鋰期間，只要定期進行抽血檢查（一開始比較頻繁，之後大約每三至六個月一次），這種藥物就很安全。碳酸鋰偶爾也會影響甲狀腺，但這種情況並不是什麼大問題，因為甲狀腺荷爾蒙可以用藥物取代，再說有例行的驗血監測機制，這個問題其實也相當罕見。

以上的說明可以讓大家瞭解為什麼除非必要，我們並不會開立碳酸鋰給病患服用。但對於一小部分的人來說，這種藥就是救命仙丹，一如胰島素對糖尿病的重要性。

另一種情緒穩定劑所需要的監測力道較低，但藥效也較不理想。這是主要用來控制癲癇的藥物，我們同樣是在無意間發現，患有癲癇又有憂鬱症復發問題的病患，在服用這種藥控制癲癇後，憂鬱症發作的狀況也不再出現。丙戊酸目前尚未取得治療再發性憂鬱症的許可，但醫生有時候還是會開立這種藥物。

化學名稱	商品名稱	差異
碳酸鋰（lithium carbonate）	Priadel、康可利（Camcolit）	普遍藥效最高的藥物。需要驗血檢查。
丙戊酸（valproate）	帝拔癲（Depakote）	驗血檢查頻率較低。
卡馬西平（carbamazepine）	癲通（Tegretol）	偶爾才需要進行驗血檢查，輕微鎮靜作用。
拉莫三嗪（lamotrigine）	樂命達（Lamictal）	近期才當作情緒穩定劑使用的藥物。需不時進行肝臟功能與驗血檢查。

學術圈一直在流傳一則小道消息，據說近幾年會出現一種可以告訴我們哪些人對哪些藥物會產生反應的測試方法。如果這個謠傳成真，醫學界就能向前跨躍一大步了。但在這種測試方法出現之前，任何病患可能都要經歷一段反覆測試的階段，才能找到最切合自身需要的藥物。若運氣好，醫生第一次開立的藥物就很合適，若運氣差一點，病患可能要經過一、兩次換藥才能找到對的藥。大家要多些耐心，而且一定要堅持遵守醫囑。

藥草類藥品

我不會對藥草類藥品著墨過多，一如前述的內容，我認為偏好這類藥物背後的理由都不成立。相較於既有的複合藥品，如果南洋大兜蟲幼蟲的排泄物經實驗證明確實有效，而且副作用更低，我完全不反對病患服用。然而根據我的經驗，偏好藥草類的理由，通常都奠基於「所有人工產品都不好，而天然的東西就是好」的偏見之上。拜託，培養一點批判性的思考能力吧！大家為什麼要跟著這類到處流傳的錯誤觀念起舞呢？

好了，抱怨就此打住。聖約翰草（St John's Wort）[1]在某些情況下有效。很多病患的接受狀況似乎也不錯，但治療重度臨床憂鬱症的效果可能不及上述的那些藥物。聖約翰草與其他藥物也會產生相互影響。沒錯，聖約翰草是一種藥物，與其他抗憂鬱藥物一樣都作用在相同的化學系統上。在本書撰寫期間，這種藥物尚未納入英國的處方箋中，因為不論是對它的安全性或藥效，英國藥品安全委員會（Committee on Safety of Medicines）都不夠滿意。但是我猜測經過更多的時間與更多的研究後，聖約翰草很可能會成為醫師可以開立的藥物之一。

坊間標榜治療憂鬱症的任何其他藥草類藥品，都沒有足夠的證據說服我讓我家的小狗服用，遑論推薦給各位讀者了。

電痙攣治療

撩起各位對藥草類藥品的注意後，我想接下來要談論的主題，也不可能讓大家安心。這種治療方式所引起的情緒力量令人驚嘆。我不時會收到壓力團體的宣傳單，斷章取義地引用電痙攣治療的研究內容，試著說服我永遠不要使用這樣的治療方式。如果各位讀者看過這樣的宣傳單，你會認為電痙攣治療就是虐待。也許我的想像力有點過分豐富，但這些傳單讓我聯想到哥德式小說[2]。

「伊果，準備電極片，犧牲ㄆㄧ……病人準備好了。」

「是，主人，還要準備處女嗎？」

「你知道該怎麼做，伊果。我們必須在邪惡之主降臨之時，把一切都準備妥當。」

天啊，拜託饒了我吧。我看起來像笨蛋嗎？我真的無法與狂熱份子共處。任何人都可以藉由選擇性地漠視與強調某些研究發現的方式來提出自己的觀點。但這種作法絕不可取，所以我們不去討論宗教信仰，而是以客觀公平的角度來探討電痙攣治療。

電痙攣治療過程包括讓微弱的電流從已麻醉的病患頭部兩側穿入腦部，一週進行兩次，通常維持兩至四週（亦即四至八次的治療）。對於重度臨床憂鬱症患者而言，在既有的治療方式中，電痙攣治療的成功率最高，治療時間也最短。然而這種方式顯然不是一種可以草率進行的療法。儘管病患的麻醉時間大概只維持五分鐘，但一週兩次的麻醉卻非同小可。

最重要的普遍問題在於治療後病患的記憶混亂狀況。並非每位接受電痙攣治療的病患都會有這樣的問題，特別是當今導入病患腦內的電流量，僅是以前電痙攣治療的一點點。但是這個問題對於選擇進行這項治療的病患而言，卻是很嚴重的事情。大多數的研究顯示這種記憶混亂的狀況為暫時性現象。許多病患在接受電痙攣治療過程中，記憶似乎會變得模糊不清。他們可能會忘了熟識者的名字、兒女的地址，或其他原本熟知的細節。然而電痙攣療程一旦結束，記憶混亂的嚴重度會下降，也就是說病患依然會記得自己在電痙攣治療前知之甚詳的事情，但不見得會記得治療前那一小段時間或治療期間的事情。丟失記憶的「島嶼」會繼續縮小，直到幾週或最多一年後，病患唯一沒有記憶的部分就是進行電痙攣治療的那段期間。對於這一小段時間的斷片，病患可能不會覺得太嚴重。

儘管前述的狀況都是研究調查提出的看法，但確實有少數病患明顯因為電痙攣治療而造成了永久的記憶力傷害，他們無法再記住新的資訊，或甚至無法再像治療前那樣思路清晰地思考事情。大家都難以解釋為什麼會發生這樣的差異。或許這是研究調查無法針對異常事件提出解釋的另一個情形，也或許是病患誇大了自己先前的心智能力。我不知道。我也無法保證若有人選擇電痙攣治療，記憶力不會因此遭受永久損害，儘管這樣的可能性非常低。（如果想更詳盡地瞭解這種治療方式，請參考英國皇家精神科醫學院〔Royal College of Psychiatrists〕網站 http://www.rcpsych.ac.uk 所連結的電痙攣治療相關資訊頁面。）

大多數的精神科醫生**在危急狀況下**依然會使用電痙攣治療，但這樣的狀況極少。除非病患因為停止進食及／或飲水而出現嚴重身體損傷的風險，且其他可採用的治療方式全都宣告無效（試驗所有可行的治療方式需要一段相當長的時間），又或者依照醫師的主觀判斷，當下的病情已為病患帶來極大的痛苦，以致任何一個懷有惻隱之心的人，都不可能讓病患在地獄困境中多待任何一段不必要的時間，否則醫生不會做出電痙攣治療的建議。在前述的情況下，電痙攣治療可能是一種救命的方式。再說，大家若有機會與接受過電痙攣治療的病患交談，就會知道相較於麻醉過程，電痙攣治療過程其實並不是一段令人痛苦的經驗。

展望未來

就在這個當下，一些新的抗憂鬱藥物已進入試驗階段。其他研究路線的研究人員，也在探索作用在荷爾蒙系統上的藥物，是否能夠產生療效。說不定作用在皮質醇系統（請參見之前的內容）的藥物也可以產生抗憂鬱效果？目前已知荷爾蒙治療對部分女性憂鬱症病患有效、甲狀腺荷爾蒙有時可以幫助我們抵禦憂鬱的情緒。

「新電痙攣治療」是一種被稱為「腦深層電刺激」（deep brain stimulation）的技

術，這個治療過程包括將一個設備置入顱骨內，透過電極導將電流傳入腦部的特定部位，譬如前額葉皮質區。初期的研究顯示這種治療方式大有可為，不過現在仍處於非常初期的試驗階段，而且就算未來可以實際應用，也會像電痙攣治療一樣，只用於病入膏肓以及程度較低的侵入性治療效果不佳的病患身上。醫生近期內應該還不會在大家身上使用腦深層電刺激。

這裡清列的治療方式並不全面，但涵蓋了大家最常問我的問題，以及我最常面對的一些誤解。各位如果有疑問，請徵詢你們的醫生，而不是鄰居，特別是那些強烈堅持特定看法的鄰居。既定看法強烈的人，往往也是知識量最低的人。當我們嚴肅思考任何一件事的時候，這類的強烈意見往往會在不同的面向與明確的見解背道而馳。

注釋

1 譯注：又稱為金絲桃草，在中藥界稱為貫葉連翹。臺灣有許多原生種，根據估計，臺灣現有的金絲桃屬（Hypericum）植物至少有十四種。

2 譯注：哥德式小說：一種恐怖且往往無法讓讀者輕易釋懷的小說型態，也有人稱之為二十世紀哥德式驚悚小說。之所以冠以哥德兩字，主要是因為歐洲中古世紀的哥德式建築為初期哥德小說的場景特點。普遍認為第一本被稱為哥德式小說的作品為霍勒斯・渥波爾（Horace Walpole）一七六四年出版的《奧托蘭多城堡》（*The Castle of Otranto*）。

第 9 章

關於心理治療

可以回答我在第七章提出的問題，並根據自己的答案改變生活方式的病患，就不需要心理治療了。病患或許還可以期待一個更快樂、更健康的未來生活。而且他們在回顧過去時，會把憂鬱症發作期間視為一種恩典、一個自己生活好轉的關鍵契機。然而事實或許不像說的這麼簡單。病患很可能會發現自己被迫繼續往肩上加重負荷，而且因為連他們自己都釐不清的理由忽略或虧待自己。這個時候，病患就需要某種型態的心理治療。

心理治療的相關論文或著作，要比其他精神病學領域全部文獻加起來的數量還多。我不是心理治療師，只是精神科醫生，所以不會試圖解釋這種技術的複雜性，但會向各位介紹一些基本原理，或許有助於大家瞭解自己該如何行動以及為什麼這麼做。

諮商輔導與短期重點治療

一如之前的說明，在英國國家健保局的政策下，病患得到直接諮商輔導的可能性要高於完整的心理治療。心理諮商師做的事情其實就跟一位對狀況有著充分瞭解的朋友一樣，但不會有先入為主的想法，也會很有耐心。我們的朋友往往都會提供建議，但這些意見都是出於他們自己的經驗與處境，而不是從病患的立場出發。所有經歷過離婚的人都知道，身邊有多少朋友會為了宣洩自己的憤怒，而要求離婚事件的主角對離心離德的配偶採取直接行動，也很清楚這些朋友的忠告是多麼一無是處。這位主角如果不接受他們的建議，朋友的怒氣很容易就會轉而聚焦在他身上。如果事件主角始終在原地打轉，什麼也不**做**，朋友往往會失去興致，不再打電話關心。最後當事人只能戴上一張勇敢的面具，不再談論自己的問題與感覺。

然而在這種時候，當事人真正需要採取的行動，往往正是**什麼都不做**，只是一而再、再而三爬梳自己相同的感覺與情緒。如果不知道下一步該怎麼走，就靜靜地待著，直到前方的路變得清晰後再說。心理諮商師會幫助病患這樣做，協助病患去面對自己的感覺、正視問題，並在適當的時候，做出需要的改變，而不以衝動的作法去應對，導致狀況進一步惡化。

病患若接受短期重點心理治療，揭露的心理狀態會比前述狀況更深刻一些。心理諮商師不會刻意與病患合作去共同解決過去的問題與事件，畢竟病患這輩子很可能都是這樣的行事態度，也因此才會導致憂鬱症上身。這樣的論述當然有其道理。

我們在生命的早期就學會了如何去感覺，有時當事情不順利的時候，我們的行為就會反映出這些感覺。疏於照顧孩子的父母，會教導出認為自己一點都不重要的孩子。而諷刺的是，這些孩子長大後，往往會毫無節制地為他們絕對受之有愧的母親或父親付出大量的愛與照顧，並絕望地試圖獲得一直都渴望的父母之愛與認可（請參見第三章）。這些孩子在生活出了差錯的時候，甚至會付出更多，直到保險絲熔斷。想要改變這樣的生活模式，心理治療師必須幫助病患接受他們的渴望不可能成真的現實。他們永遠無法得到父母充足的愛，因為這些父母不知道如何付出愛。在付出愛的這個領域，他們的父母沒有行為能力。病患需要接受自己父母失能的現實，並學習如何從包括自己在內的其他人身上獲得愛，以及如何感受別人付出的愛。病患的治療師會在這方面給予協助。大多數的作法是協助病患聚焦於當下這一刻的問題，而非遙遠過去的事情。這種治療有許多不同的方式，但原理都相同。面對並接受生活中的現實，然後做出決定、把握眼前的機會，是重點心理治療的主旨。

個人的精神動力取向心理治療

有時候病患的問題較為複雜，對於現況並沒有一個清楚的施力重點。總之，病患的需求可能自相矛盾，而這種狀況衍生出來的壓力特別容易讓人生病。舉例來說，病患可能需要賺更多的錢，但同時也需要有更多與妻兒相處的時間；他們或許需要父愛以及父親的認可，卻也需要分一份心給他們的父親。這些**矛盾**都需要解決，才能避免病患把人生全耗費在奔波於愈來愈小的圈子當中。面對這樣的情況時，就可能有必要去對病患的整體生活方式進行較大範圍的探索。精神動力取向心理治療的目的，在於找出病患生活中的驅力（精神動力）議題。而深入瞭解病患問題的根源，只是這種治療的一小部分。有些人期待治療師在用心聆聽了一陣子後，就能以帶著德國腔的語調宣布：「顯然你因為在嬰兒期被狗咬，導致了壓抑的戀母衝動與潛在的同性戀幻想！」

事情不是這樣運作的。找出病患問題的癥結並不能讓問題消失，對於問題有深入瞭解也無法讓病患擺脫憂鬱症。但是因為這樣的瞭解可以讓我們找到施力點，所以探索病患的過去的確有其必要。一旦找出了那些並未於事情發生的當時就解決的問題後，病患的下一步就是要去**解決那些問題**。以本書未特別涉及的議題「悲慟」所展現的狀況作為例子，應該最能幫助大家瞭解這個過程。大多數人都知道若失去了至親至愛，我們一定要把悲傷表達出來。如果當下不把悲痛表現出來，悲慟的情緒就會在我們接下來的有生之年中涓涓流淌。事情發生當下的悲慟，儘管痛徹心扉，卻能夠讓當事人隨著時日的推進，在適當時候繼續向前邁進。這樣的傷痛當然永遠都不會癒合，但當事人卻能夠維持**自由**的心態。自由地去感受人類一切的情緒，而不只是深陷悲傷當中。我們本就應該有時悲傷、有時孤寂，但有時也會感受到意料之外的愉悅，甚至歡快。然而如果當事人眼前正處於悲傷的情緒中，必然不會相信自己還有感覺愉悅與歡快的可能性；甚至或許僅僅只是可能感覺愉悅與歡快的暗示，都會讓自己覺得遭到了冒犯。只要不是刻意摒除其他的情緒，那麼請記住我的話，感受力必然會再出現。

這個過程就是解決問題；處理了一個因為失去至親至愛而令人沉痛萬分的悲傷問題。心理治療就是這樣的一種過程。從某個角度來看，治療師是在引導病患經歷一個本就應該發生的悲傷過程。如同我們若面對悲傷，就能夠從悲傷中走出來的道理一樣，解決了那些當時沒有處理的問題，我們也能在心理治療後更健康地重新出發。

精神動力取向心理治療有一種十分強大的工具，可以加速這個本來就會自動發生的過程。這個工具名為**移情作用**。如果治療師足夠鎮靜，並且壓抑了提供建議的衝動，就只是在病患表達情緒時留在他們身邊，那麼假以時日，病患對治療師會發展出強烈的感覺。這些感覺往往會投射出病患過去對於生活中重要人物的相處經歷，病患藉此解決過去留下的情緒問題。病患在孩童時期無法對著一再懲罰與漠視自己的母親發脾氣，因為這麼做只會招致更多的懲罰。但是現在不但可以經歷將怒氣向治療師發洩的過程，甚至可以表達出自己的憤怒。這麼做不會像小時候那樣為病患招致禍事，卻能給他們一個把問題解決的機會。病患可以因此擁有更正確的觀念，不會再把怒氣發洩在自己身上，並瞭解母親的本質，不再試著討好她（何況她早在幾年前就辭世了），放過自己一馬。

這個過程聽起來簡單，但實際運作起來卻一點都不簡單。心理治療不但是種壓力很大的治療方式，也是種效果強大的藥物，因此一如其他所有的藥物，同樣也有副作用。心理治療旨在為了解決過去的問題而喚醒病患的情緒，而非火上加油。性情怯懦的人並不適合這種療法；確實，脆弱且個人資源不足的病患，心理治療的效果並不好，幸好這樣的病患在臨床憂鬱症患者中只占了非常小的一部分。問題更嚴重的，是那些因為已經建立起來的防禦系統而讓生活維持在危險平衡的病患，如果碰到經驗不足或訓練不當的治療師挑戰他們的防禦系統，病患的病況可能會嚴重惡化。這種治療師在現實中確實存在。在面對心中已有創傷、卻依然勇敢過活的病患時，我曾見識過這類治療師魯莽地闖入對方脆弱的平衡中，然後經過了他們立意良善的治療後，病患心中只剩下無情屠殺後的一片殘破。大家要避開過於熱心協助的治療師。可以考慮接受已在心理治療界工作一段時日的人的推薦。根據我的經驗，機械化生產無法產出好的心理治療師，因此治療師的條件絕非品質保證。不要以條件取人。詢問自己的家庭醫生，他們會介紹好的心理治療師。

病患在心理治療中所扮演的角色同樣重要。我認為治療結果成敗的最重要單一決定因素，就是病患**情緒外顯**的程度。我指的是病患在治療過程**以外的時間**發洩自己情緒的狀況。與這種表現相反的，是**在治療過程中訴說問題或發洩情緒**。如果病患隨時都順應心情，在治療以外的時間，直接發洩情緒，病情便不會有任何改善，因為病患不會有任何多餘的情緒留給治療，而情緒恰好是這種治療的燃料。

假設病患有憤怒情緒障礙問題，有時會對他人亂發脾氣，造成人際關係受損，有時還會把怒氣發在自己身上。病患在經人引介後，接受了心理治療師的治療。在前往每週一次治療的途中，病患碰到了其他駕駛者一如既往的白痴駕駛行為。他可以陷入路怒而無法自拔，大吼大叫、揮舞拳頭、做出不雅手勢或逼車藉以發洩。然後等病患抵達心理治療師那裡時，心情已經好了許多，因為透過情緒的發洩，病患把憤怒全都釋放出去了。這樣在治療時，病患就沒有任何殘留的怒氣，也因此不會產生任何治療效果，反而淪為一種孤立的理論練習。心理治療需要的是病患當時當下真實的情緒反應。病患其實可以抗拒路怒的衝動，累積所有的挫折感，留待治療過程中發洩。在技術高超的治療師手中，不需要太長時間就可以將病患因為其他駕駛人而產生的怒氣，導向那些真正應該承受這些怒氣之人，不論對方是病患的母親、父親、老師、配偶或任何其他人。接下來，病患就可以開始努力解決過去的問題，直到最後，到了適當的時機，病患自然可以擺脫過去的枷鎖，重獲自由。

我最常在病患身上看到的情緒，就是過分的關愛。就像我對他們說要為自己打造出更多時間與空間一樣，我知道有時候他們根本聽不進去；我從他們的眼神中就可以看出來。他們正在用全部的生命力，試圖逃離罪惡感，把罪惡感換成一卡車一卡車的疲憊、沉默與不得不接受的怨恨。治療無效，因為這樣的病患忙著四處照顧他人，治療的效果根本無法生根。

如果你是這樣的病患，那麼我只能說抱歉，是你選擇了疾病。認知自己的行為，承擔後果。在準備好的時候，做出不同的選擇。罪惡感依然存在，但不要夾帶怨恨、疲憊與疾病。罪惡感不會傷人。如果病患願意放任罪惡感的存在，並將這樣的感覺帶入療程中，罪惡感就會成為治療磨坊裡的穀料。

最後，精神動力取向心理治療要多久才會出現療效？我不知道；視病情與治療狀況，從幾個月到幾年都有可能。病患若能採取這類的療程，在此提供我第一位心理治療老師所教授給我的一個經驗法則。這是一個在我行醫生涯中，一再被證實非常準確的三分法原則。它將心理治療分為三個階段，而結果證明這三個階段的時間長短差不多相同。

第一個階段稱為**啟始期**。病患在這個階段開始進入治療過程，確認並克服抗拒之力，並開始對治療師發展出足夠的信賴，跨越表面的膚淺接觸。第二個階段是治療的**運轉期**。這個階段是療效真正開始發揮，讓持久的改變能夠扎根的時期。最後的階段是**收尾期**。這個階段需要相當的努力才能完成，因為病患如果與治療師配合良好，表示對治療師產生了一定的依賴程度。大家不需要避免或害怕對治療師發展出依賴的心態，依賴治療師其實是件好事，只不過病患在療程期間，必須謹慎處理這樣的依賴感，在治療的結尾階段解決這個狀況，讓自己能繼續未來的日子，向前看，而非往後回顧。

因此，病患目前若處於剛開始接受治療的階段，而狀況終於轉往好的方向發展，那麼很可能還需要兩倍的時間才能完成整個治療。

還有一件事，我曾在第三章提到，但這裡還需要再提醒各位讀者。請不要因為我的風格而被誤導——我是個喜歡答案而且對憂鬱症有一些清楚想法的人，但是精神動力取向心理治療，卻是個無法被結構化或定型的療程。沒有人可以提供一本指導大家該怎麼做的指南手冊，因為心理治療不是治療師的征途，而是一趟病患決定方向與找出答案的探索之旅，

認知行為治療

在技術高超的治療師手中，認知行為治療是種簡單到有些美好的治療方式。這

種治療就是單刀直入地請病患正確地正視現實，而不是耽溺於自己一直以來的選擇性負面狀態當中。相較於探索性心理治療展現療效所需要的時間，認知行為治療方式一般來說可以在相當短的時間內就取得成效。但是話說回來，療效端視病患準備投入的時間與努力。認知行為治療通常包括相當分量的家庭作業，而是否有效則取決於病患是否乖乖地做好自己的分內工作。我們也許會以為臨床憂鬱症患者一定會勤奮地工作，但事實卻不盡然如此：這些人在如何努力執行必要的工作來維持自己健康的這件事情上，似乎常常存在著盲點。

造成病患這種問題的原因有幾個。首先，治療往往過早開始。正陷入憂鬱症深淵的病患，連泡杯茶都辦不到，遑論每日記錄複雜的想法與不同角度的自我陳述。就我看來，不論在任何情況下，認知行為治療都比較適合用在**維持**病患的健康上，而不是用在讓病患**復原**上，所以大家實在不必匆促開始這種治療。復原初期休息的必要性與療程中家庭作業的必要性一直都存在著衝突。病患只能在過程中做出自己的決斷。一開始多專注於休息，情況稍有改善後，再把更多的精力放在治療上。

第二個原因是病患往往把自己置於優先順序的最末位。等到他們讓所有人都開心了之後，自己早已過度燃燒，再也沒有時間或力氣留給自己的治療工作。第三，病患有部分自毀的心態（請參見第三章「過於活躍的超我」與「內化的怒氣」兩節）。這種心態往往會讓病患下意識地藉由被動抗拒治療師的努力而破壞治療。身為精神科醫生，我都可以現身說法講述這種情況有多麼令人感到挫敗，遑論治療師的挫敗感了。當然，我若是將這股挫敗之情發洩出來，不過是讓病患坐實了他永遠是個失敗者、永遠會令人失望這種先入為主的主觀成見，所以我盡可能避免顯露我的真實感覺。我的作法是指出當下的情形。如果病患能意識到自己正做出什麼行動，那麼他們就能真正地做出決定。他們可以選擇反制這種自毀的傾向，違背自己的想法，執行他們在治療過程中所需要進行的工作。

最後，讓憂鬱症得以鞏固並顯現出症狀的同一套思考模式（請參見第三章的「學會的聽天由命」與第四章「認知理論」兩節），常常會阻止病患為他們自己以及他們的需要而努力。「噢，有什麼意思呢，反正也不會有用；什麼事都救不了我；反正我對自己的一輩子就是無能為力。」

聽好了，先忘記自己對於情況是否會發生變化的判斷。不論你相不相信這個治療，不論你是否享受這個治療的過程，更不論你是否想要進行這個治療。**起而行就是了**。行動的重要性，之後自然會顯現出來。

病患如果在療程中配合治療師的要求做功課，成功的機會非常大。認知行為治療的成效有紀錄可證。根據我的觀察，大概六至二十個療程之間，病患就很可能會做出他們所需要的改變。如果病患的療程是每週一次，就表示可能需要六週至半年的治療時間。療程結束後，一切就都要靠病患自己了。認知行為治療只有在病患改變了思維方式，導致行為方式的改變後，才能奏效。不論病患對自己、對世界或者對未來的認知有多正確，如果他們依舊用十八安培的電流衝擊十三安培的保險絲，那麼保險絲必然會再次熔毀。

認知行為治療有好幾種不同的方式。最近發展出的一種型態結合了探索性心理治療的要素與認知原則，被稱為認知分析治療（cognitive analytical therapy）。不過在各種不同的治療方式間，相似處遠多於迥異點。不論進行哪種治療方式，治療師都會要求病患寫日記。這類的治療方式要求病患在每次感覺心情特別糟糕時，就將發生的事情、該事件讓病患引發的想法全都記錄下來。幾次療程之後，具病患個人色彩的自我挫敗與錯誤思維模式很可能就此浮現。治療師這時會著手協助病患挑戰這些想法，以及隱藏在這些想法之下並使之成型的假設。病患要做的功課不僅僅是記錄負面想法的內容，還需要提出一些不同思維方向的解釋，甚至針對各種解釋可能的正確性給予評分。下一次治療時，治療師會和病患一起仔細檢視這些記錄下來的想法、可能的解釋方向，以及不同想法與病患之間的相對可能性，藉以協助病患挑戰他們思維的正確性。

以第四章那位因為老闆在走廊漠視他而自以為要被裁員的傢伙為例，他的日記內容可能會類似這個樣子：

日期：

事件	想法	情緒 0 = 最糟 10 = 最好	其他的思考方向	%
老闆在走廊上對我視而不見。	他對我不爽。	1	他對我不爽。	50%
			他在想其他事，根本沒有看到我。	25%
			他正在看他的錶，沒有看到我。	25%

治療師會與病患一起仔細審閱這些記錄下來的資訊，檢驗那些自以為是的臆斷，找出並挑戰病患災難性思考的走向（像是推論出自己會被關進債權人的監獄

中，導致全家人挨餓），幫助他們對同一個事件產出其他可能的詮釋，進而改變各種臆斷的可能性比率。假以時日，在病患的日記中，支撐各種負面想法（譬如我不夠好）的基礎假設，就可能出現更多欄位的不同詮釋，情緒的分數也會出現變化，而經歷了這個其他不同思考產生過程的病患，就會較少得出災難性的結論。

一段時間之後，病患會注意到一開始的負面思考所導致的較低情緒分數，與重新分析結論後得到的較高情緒分數之間的差異。在這個階段，病患已經開始取得自己想法的主控權。最終病患的潛在假設架構也會發生變化，事件的數量與提報的負面想法愈來愈少。病患這時就可以運用較正確的思維模式去做出生活中的決定。之前一直假設若是依照自己心意行事，或做出對自己有利的事情，就會招致的災難，現在也許就不覺得會發生了。在這個時候，病患也會開始瞭解並知道自己的這些改變所帶來的令人興奮可能性。所以抓住機會吧。那些因為病患改變而不開心的人，不是真正的朋友。不管怎麼說，適應各種事物的新秩序是他們的責任，我們沒有義務為他們重新安排打點一切。這樣的心態絕非好戰，而是常識。若要多為自己做一點，勢必會為別人少做一些，這是任何人都無法改變的現實。那些一直利用他人善意的人，必然需要花一些時間適應，而且不論我們如何改變，那些人都不會高興。

我們可以同情並理解這些人的不方便，但要堅守自己的立場。

我們應該不時檢視自己是否再次墜入以前的生活方式，這是很值得做的一件事。注意自己使用的語言，如果經常使用表中左欄的那些詞彙，我們對於自己的思維模式還要再多加努力。如果右邊欄位的詞彙更常出現，那麼大家很可能已經達到了健康與開心的目標。

正念（為基礎的認知行為治療）

我在第四章概略闡述了正念方法的理性依據。部分病患一直無法適應認知行為治療中以邏輯為基礎的結構性方式。正念或者以正念為基礎的認知行為治療是認知行為治療方式的一個分

致病詞彙	健康詞彙
必須	想要
一定	選擇
失敗	學習
100%	平衡
做不到	做得到
怨恨	責任
如果……怎麼辦	機會

支，借用了東方哲學以及諸如佛教等宗教所發展出來的概念，而這樣的治療方式更適合前述的那類病患。這種治療方式的原則在於學習如何活在當下，而非不斷反芻過去與未來；學習體驗生活，而不是與感覺、情緒、症狀、環境與事件不斷交戰。因此病患若因為害怕某件事情可能發生而產生恐慌，治療師就會教導他們如何專注於當下正在發生的事情、觀察自己的恐慌症狀，以及這些症狀形成、臻至高峰與消褪的過程。不要試著驅散這樣的恐慌，只要病患不再心心念念地想要克服這種恐懼的感覺，恐慌到時自然會消失。真正的問題並不是病患的驚慌或恐懼，而是病患**對於恐懼的害怕**。退後一步，冷眼旁觀這樣的情緒，恐慌自然會消散。

以正念為基礎的認知行為治療的療效證據基礎正在逐漸擴大中。

思維方式

病患在摒棄了自己原有看待世界的方式之後，應該如何思考？在薄薄一本書的有限篇幅內，要回答這個根本問題實在非常困難；因為看待世界的不同方式實在太多了。幸好歷史上最早記錄的認知行為治療大師提供了相當不錯的答案；他看待世界的方式，要比我們強多了。

愛比克泰德（Epictetus）[1]是生活在當今土耳其的一名奴隸，當時那個地帶由羅馬統治。愛比克泰德大多數時候都受控於一根鎖在木樁上的腳鐐。有一次他的主人為了防範他逃跑，想把他的腳鐐鎖得更緊。愛比克泰德爭辯這是不必要的作法，他指出自己根本無處可逃，而且進一步鎖緊他的腳鐐，最後只會讓他有一隻斷腿。他的主人並不是一個會照著奴隸的話去做的人，他漠視愛比克泰德的說法，把腳鐐鎖得更緊，結果一如預期地弄斷了愛比克泰德那條鎖著腳鐐的腿。

事情發生後，愛比克泰德既未表現出悲苦的情緒，也沒有抱怨。他的主人感到非常驚訝，於是詢問這名奴隸為什麼反應如此冷靜？愛比克泰德回答他的腿已經斷了，抱怨、悲苦或繼續爭辯完全沒有意義，任何事情都無法扭轉這個事實。這件事與愛比克泰德之後更多理性思考的展現，讓羅馬人深感佩服，最後他們釋放了愛比克泰德，給了他自由人的身分以及足以讓他成為哲學家的金錢。愛比克泰德的哲學思想影響深遠，包括他那個時代的一些重量級思想家。他的世界觀不但經得起時間的考驗，而且我認為還能成為一種現代健康見解的基礎。

根據愛比克泰德的觀點，為自己帶來最大傷害的因子，不是發生的事件或其他人，而是我們如何看待與對應這些事件與其他人的方式。我們在這個世界上的選擇無法超脫自身環境。然而就算我們常常無法掌控自己的環境，卻可以決定如何因應環境。不同的選擇，可以讓我們在逆境中平靜自持，卻也可以讓我們優渥終日卻依然愁苦不斷。不論如何，清楚瞭解哪些東西能夠掌握、哪些事情無法掌握，是大家可以盡量不去過度執著於無法掌握事物的最有效可能關鍵點（請參見第四章的「認知失調」一節）。不要要求這個世界依照我們想要的方式回應，也不要妄想自己的希望都能成真。這些不切實際的想法都會導致挫敗與幻滅。這個世界以及其他人的運作原則，很可能與我們的方式不同，接受這個事實，充分利用自己擁有的一切。

其實我們真的沒有失去任何東西，因為那些東西本來就不屬於我們。所有的一切，包括生命本身，都是我們從這個世界（或者如果大家喜歡的話，也可以是上帝）借來的。我們並沒有失去這些東西，只不過歸還到當初的來處而已。趁著自己所擁有的所有東西還在手中，以監護人而非擁有者的身分去好好照顧，就像住飯店那樣。

透過習慣，我們會以特定的可預測方式對應外界。事情的結果取決於這些習慣。反覆運作會讓習慣愈來愈根深柢固，而若欲改變習慣，我們可以改而採取不同的行為。我們做某件事情的次數愈多，在不同環境中做這件事的頻率愈高，愈會讓這樣的做事方式成為習慣，所以多做一些可以成為自己希望中的那種人的事情，少做一些自己其實很想逃避的事情；做點其他的事。或者，這樣說吧：每個人都會與自己的行動方式趨向一致（請參見第三章）。

所有的這類思考方式都可以追溯回兩千年前。這種思考方式行得通。認知行為治療是一種哲學，但其本身不過是一種正確看待世界的方式。難怪每個人都有各自喜歡的人生哲學與諺語。在日常生活中善用這些不論源於《聖經》或是來自早餐玉米片包裝盒背面的哲學思想與諺語。我喜歡的人生哲學與諺語，有部分來自於麥克斯・埃爾曼（Max Ehrmann）[2]李察・巴哈（Richard Bach）[3]卡里・紀伯倫（Khalil Gibran）[4]、艾克哈特・托勒、尼爾・唐納・沃許（Neale Donald Walsch，出自他個人所體會的上帝之言）[5]以及耶穌基督的教義。我並不打算在此客觀評述這些作品，讀者最好自己去閱讀這些書：

- 麥克斯・埃爾曼的〈希冀〉（Desiderata）與〈一切努力〉（Whatever Else You Do）

- 李察・巴哈的《夢幻飛行》（*Illusions*）、《一》（*One*）與《天地一沙鷗》（*Jonathan Livingston Seagull*）
- 卡里・紀伯倫的《先知》（*The Prophet*）
- 尼爾・唐納・沃許的《與神對話》（*Conversations with God*）套書第一至三輯
- 艾克哈特・托勒的《當下的力量》
- 耶穌基督在《聖經》中的聖言

好啦，好啦，應各位要求，我就舉兩段話當作大家的開胃菜吧：

「這個測試，可以讓你瞭解你來到這個世界的任務是否完成：如果你還活著，任務就尚未完成。」（人生是一段持續不斷的學習過程，至死方休）

——《夢幻飛行》

「……鬧哄哄的生活困惑中，請守住心靈的靜寧。縱然處處可見虛假行為、沉重工作、破碎夢想，這裡依然是個美麗的世界。開心一些。努力快樂。」

——〈希冀〉

注釋

1 感謝約翰・溫斯頓・布希（John Winston Bush）的《認識愛比克泰德》（*Epictetus: The Fundamentals*）。

2 譯注：麥克斯・埃爾曼（Max Ehrmann）；一八七二—一九四五，畢業於哈佛大學的德裔美國作者、詩人與律師，最著名的作品為一九二七年的散文詩作〈希冀〉（Desiderata）與一九〇六年的《禱詞》（*A Prayer*）。他的出生地與後來以律師身分執業的印地安納州特雷霍特（Terre Haute）稱他為特雷霍特的桂冠詩人。

3 譯注：李察・巴哈（Richard Bach）：一九三六— ，熱愛飛行的美國作家，曾服役美國空軍，也曾任《飛行》（*Flying*）雜誌特約編輯。最著名的作品為《天地一沙鷗》（*Jonathan Livingston Seagull*）。

4 譯注：卡里・紀伯倫（Khalil Gibran）：一八八三—一九三一，黎巴嫩裔美國作家、詩人與視覺藝術家，也有人稱他為哲學家，但他本人反對這樣的說法。一八九五年移民至美國後，曾在美國、黎巴嫩與法國等地就學與居住。早期出版的作品都是阿拉伯文著作，第一本英文作品《狂人》（*Madman*）於一九一八年出版。最著名的作品為一九二三年出版的《先知》（*The Prophet*），至今已譯成一百多種語言。

5 譯注：尼爾・唐納・沃許（Neale Donald Walsch）：一九四三— ，美國人，演員、劇作家，以及《與神對話》套書作者，成立了與神對話基金會（Conversations with God Foundation）。

第 10 章

應對壓力的實用技巧

因為壓力而誘發憂鬱症的病患，往往都是忙過頭的一群人。他們耗費了太多的生命、投注了太多的努力。在面對多如牛毛的問題時，他們總是試著一次同時解決。現在到了第十章，讀者對於這樣的景象，應該已經很熟悉了。這些人在不知所措的時候，只會更努力。由於用力過度的問題太嚴重，他們難以入睡，然後在他們生病時，更是七早八早就會醒來。他們試著使出全部的力氣處理不斷累積的疲憊。至此，所有導致保險絲熔斷的條件，全部齊備。

一如我在之前章節中所描述的，解決之道部分在於改變運作模式，讓自己身上的擔子輕一點，留給自己的時間與空間多一點。另一部分是學習一些技巧，讓自己在任何情況下都能維持一個較低覺識程度的運作。這樣的方式可以幫助病患減少一些焦慮感，也容易獲得較充足的睡眠。另外還有一些其他的方式，可以幫助病患擁有較好的睡眠。這些方式無法在已發展出臨床憂鬱症的病患身上立即見效，卻能從一開始就防止憂鬱症發作。

更重要的是，這些方式可以預防病患習慣性地依賴安眠藥物。偶爾服用安眠藥無所謂，但若養成了癖性，就像所有會上癮的藥物一樣，長期性地經常服用，只會讓事情變得更糟。在這一點上，不同的安眠藥帶來的問題也不盡相同，如替馬西泮

（Temazepam）這類的安眠藥，長期使用所帶來的問題風險最高，而耐妥（Nytol）與非那根（Phenergan）則安全得多。不過最好還是不要經常性地服用安眠藥劑。最重要的是**千萬不要靠酒精幫助入睡**。那只會讓事情更加惡化。

順便一提，若有人看過我的前一本書《酗酒問題：重新思考你和酒精之間的關係》（初版書名《求酒若渴》），就不需要看這一章了。不論痛苦的本質是什麼，壓力管理的原則都相同。

放鬆

打擊壓力的最好方法，就是學習並成為放鬆練習的大師。放鬆練習的種類很多，重點在於找到最適合自己的那一種。市面上有許多種放鬆練習的影音帶，很多人覺得聽著某張這類的影音帶，很容易就能學會放鬆的技巧；有些人從團體環境的瑜伽運動中獲益良多；另外一些人則是發現遵循著書面的指引，用自己的速度，配合心裡的想像來做練習更有幫助。接下來介紹的例子只是這種技巧的其中一種，不過我的許多病患都覺得它很有幫助。

不論大家選擇的是哪種放鬆方式，關鍵都在於大量的練習。雖然有少數人很快就能上手，但對大多數的人來說，放鬆練習一開始根本毫無效用。有些人甚至在剛練習的時候，覺得情緒反而變得更糟糕，因為什麼都不做，放任情緒自然低落，往往只會讓人覺得更緊張。

堅持下去，一旦真正掌握了放鬆的技巧，我們就會發現自己的生活也隨之改變，而且可以讓我們有能力去處理之前完全無法應付的狀況。能夠從放鬆練習中獲益的人，都是把自己放在首位，而且就算發生天大的事情，也都堅持每天至少練習半個小時的人。

回頭一看，我每天做放鬆練習的習慣也維持大概三年了。我做放鬆練習並不是因為自己特別焦慮，而是出於當時認為每個人都可以從放鬆練習中獲益的原因。至今我依舊維持這樣的想法。我花了大概一個月，才覺得每天的練習有用。我花了至少三個月，才讓我進階到可以在考試前進行放鬆練習的程度，因為放鬆練習最難發揮作用的時候，就是你最需要放鬆練習與壓力最大的時候。經過了兩、三年，我才能夠做到可以像開關電燈一樣，隨時在必要的時候轉換成放鬆狀態，不再需要練習的階段。我可以告訴大家，為了得到這項能力所付出的時間與努力絕對值得。

放鬆練習

用十五至二十分鐘進行這個練習。

一、找一個適合放鬆的地方。一張床或一張舒適的椅子都很理想，但其實任何地方都可以，最好是安靜又私密的空間。不過就算是在辦公室的自己座位上，或到處都是孩子的屋子裡，也依然可行。

二、盡可能試著把腦子裡的雜念都清除乾淨。

三、緩慢而深深地呼吸三次（每次呼吸十至十五秒）。

四、想像一個不帶任何意義的東西。譬如「一」這個數字。不要選擇如戒指、人這類所有具有情緒影響性的物品或對象。讓自己的心靈充滿這樣東西。用心靈之眼去注視這樣東西，賦予這個標的物一個顏色，試著以立體結構去看它，並輕聲地一再對自己多次重複這些你賦予的條件，直到腦子裡全都是這個東西的樣子。

五、慢慢地在一個安靜、祥和與愉悅的地方裡或狀況下把幻想中的東西轉換成自己。專注地停留在此，注意每個感官的所有感覺。去看、去感受、去聽、去嗅。就這樣待上一些時間。

六、慢慢地把注意力轉到自己的身體上。注意身體任何緋緊的張力。輪流省視每股肌肉與緊緋，然後放鬆兩到三次。審視的地方包括指頭、手、手臂、肩膀、頸部、臉、胸部、肚子、臀部、大腿、小腿、腳、腳趾。刻意去意識放鬆的感覺。完成放鬆後，在放鬆的狀態停留一些時間。

七、緩緩起身，回到自己原有的工作上。

我要強調的是，第五個步驟不僅僅是視覺化。那是一種多重感官的經驗。我來展示一

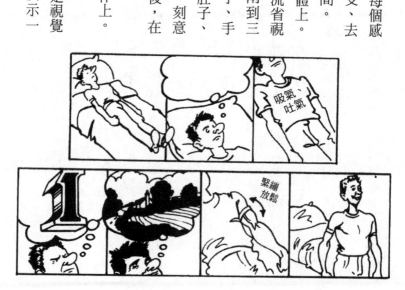

下。想像自己正在美麗的加勒比海沙灘上。太美好了。但這還不夠。風是從哪個方向吹過來的？是持續地吹送，還是一陣陣拂面而至？當太陽躲到雲朵之後時，是什麼樣的感覺？天氣是否愈來愈涼？沙灘上的熾陽是什麼味道？自己身上的防曬油又是什味道？腳下的沙是軟的還是硬的？海浪是什麼樣的聲音？自己的飲料嘗起來是什麼味道？綠草開始生長的地方離海有多遠？是矮墩墩的棕櫚樹，還是高大的椰子樹？如果是椰子樹，樹上結的椰子已經轉為棕色，還是依舊青綠？

放鬆的人需要啟動所有的感官，而這需要大量的練習。

放鬆過程中不要心急，記得要練習。放鬆練習一定有效。

拆分問題

問題的麻煩之處在於它們從不單行，而是像巴士一樣，一來就是一批。這段時期，問題沉重到似乎令人不知所措，也因此病患不知該從哪裡著手。所有的事情就像一大坨巨大的雜亂。因為病患無法容忍脫離掌控的事物，於是試著同時處理所有問題，最後只會導致瞎忙，感覺愈來愈挫敗，體力與精神透支狀況愈來愈嚴重，對配偶的脾氣更是愈發愈大，因此失去了對方的支持與體諒，結果又多了一個要處理的問題，這個困境全都是因為病患一次要做的事情太多所致。

解決問題的原則很簡單：把一大堆的問題或一個大問題拆成較小的單位。舉例來說，假設當下的財務狀況一團亂，而問題也已經大到無法完整地一起處理，那麼我們先把問題拆開：

1 我的銀行透支額度已超過上限。
2 債權人堅持要我還錢的態度愈來愈堅決。
3 入不敷出。
4 欠我錢的人沒有還錢。
5 房貸利息上升。
6 車子已接近報廢階段。
7 馬上要過耶誕節了。

現在擺在眼前的，是一連串需要釐清的規模較小且較易處理的問題。輪流針對每個

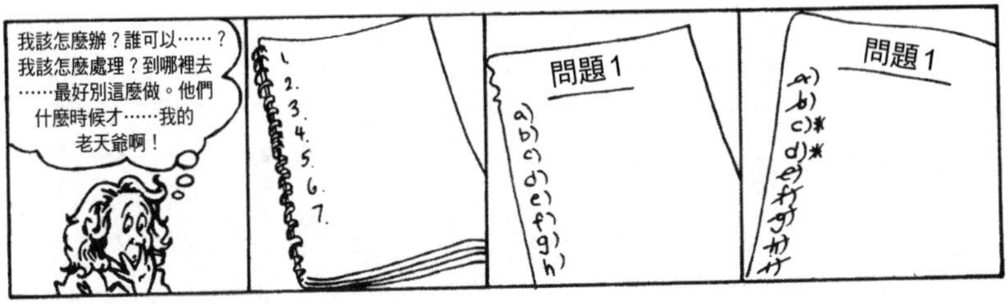

問題「腦力激盪」出幾個可行的方案，包括所有可能可以做的想法，不論是聽起來就糟糕透頂的爛主意，還是明顯合理的作法，全都列出來。以問題一為例，列出來的清單可能像這樣：

a　請銀行經理延展我的透支額度還款時間。

b　解釋自己目前的主要問題在於流動資金周轉，現在正在努力對應這個應該只是暫時性的問題。

c　借一筆短期借款。

d　向親友周轉。

e　刪減支出項目（請見問題三）。

f　擺爛。

g　多加點班。

h　搬家。

i　換工作。

仔細且徹底地檢討每個方案，摒除那些不可行的方案。如果和朋友討論有幫助，就找朋友談一談。

用這個程序檢討最初列下的每個小問題。之後我們會得到好幾個行動要點。把這些行動要點集合起來，放入優先清單中，一次執行一項行動。每執行一項行動，就把清單上的這項行動標記起來。仔細檢討行動清單的過程會令人感到很滿足，也因此可以讓當事人覺得自己正在付出一切努力，改善當前的困局。

當然，依照這個問題解決架構行事，並不能讓問題消失，但是可以讓當事人對於問題有更佳的掌控。壓力往往出現在我們覺得失去了對自己生活的掌控之時。我們無法只憑藉努力就奪回掌控權，我們需要用有組織力與耐性的策略性行動來配合。不要期待一次可以解決所有的問題。

時間管理

我習慣以一百六十公里的時速趕場，但常常欲速不達。當有人提醒我給了自己不必要的過多壓力，而且需要一個時間管理的方案時，我抗議地說：「不是我沒有管理好我的時間，而是要把所有事情做完，時間真的不夠。」然而有位善心人士漠視了我的抗議，直接為我規畫了一個時間管理計畫。這個計畫內容包括白天時間的安排，讓我能夠把可以在同一個地方解決的工作，歸納在一起進行，零碎的時間用來處理文書作業，而且每週還保留一些空白時間，用來應對緊急事件與不可預知的狀況。結果我不但增加了完成的工作量，壓力也降低了許多。唯一美中不足的地方，就是我不喜歡當初直斷時間不夠的鐵口，被結結實實地打了臉。

如果各位讀者也因為事情繁雜而頭痛、感覺腦力與體力透支，我強烈建議大家擬定一週時間分配計畫，保留其中一些時間給無法預知的事件以及其他雜七雜八的事情。這個作法也適用於諸如帶孩子這類最不規律的生活型態。

中斷思緒

承受壓力時，我們常常會發現腦子裡一直卡著一種想法，趕都趕不走。即使我們試著把這個想法清出腦袋，它依然會不斷強勢回歸，且會讓人反覆思及，反而讓當事人更加緊張。接下來要提到的這種同樣需要練習的技巧，可以幫助我們清理自

時間管理

	週一	週二	週三	週四	週五	週六	週日
09:00				檔案處理	提交報告	購物	↑
10:00	行政會議	突發狀況預留時間	私事時段	電腦工作	出差		
11:00				準備報告	與客戶會面		
12:00							
13:00	午餐時間						休息
14:00	私事時段	出差	口頭報告	報告相關會議	出門辦理私事	休息	
15:00		會議	休息				
16:00			出差	行政業務	準備下週時間管理計畫		
17:00							↓
晚上	休息	準備口頭報告	晚上會議	出門	休息	觀看演出	

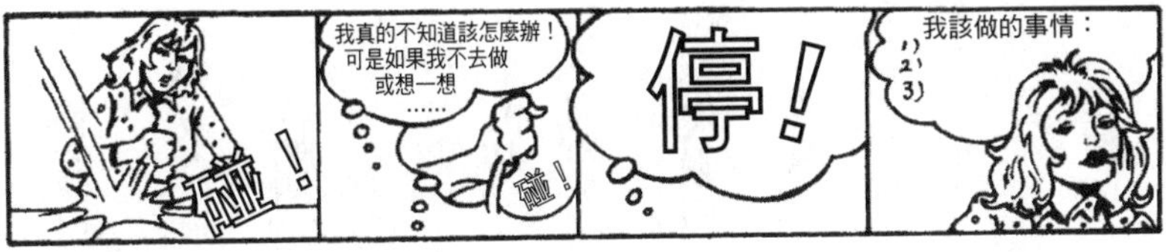
碰！
我真的不知道該怎麼辦！
可是如果我不去做
或想一想
……
碰！
停！
我該做的事情：
1)
2)
3)

中斷思緒

己腦子，好讓我們繼續去做或思考其他的事情。

獨處時，猛然發出很大的聲音，然後記住這種突然的騷動感覺。

當我們發現自己不斷反芻相同的想法時，刻意記起這個騷動感覺，讓自己好好感受。

然後再嚴厲地對自己說：「停！」這個字不需要大聲說出來，但我們要想像自己嚴厲且大聲地這麼說。

用另外一個與這個想法相關且切合自己當下實際處境的想法取而代之，或者去做一些需要集中專注力的事情。

入睡竅門

憂鬱症會摧毀病患的睡眠。睡眠模式通常會在病體康復後恢復正常，但有時候因為精力或體力過度透支而出現的睡眠品質不良，也是疾病的前兆。有些方法可以幫助大家在不服用安眠藥物的情況下擁有較佳的睡眠品質。

打盹與午睡

我們的睡眠需求其實是依照二十四小時的總和計算。如果白天睡了兩個小時，當天晚上的總睡眠時間預估就會減少兩個小時。失眠時間通常體現在上半夜，所以感覺就像是到了應該睡覺的時間卻睡不著。事實上，一般十一點的就寢時間，會被延滯到大約凌晨一點。如果當事人因此感到煩惱，睡眠時間還會進一步延後（請參見下列的內容）。

短期失眠的影響

假設第二天有一場重要會議，而當事人又必須要在這場會議上提出一個挑戰性很高的口頭報告。「今天晚上一定要好好睡，明天才能表現出最好的一面。我知道那個王二麻子準備要讓我好看，所以我一定要謹慎以對。」他這麼對自己說。於是當事人並沒有像往常一樣半夜就寢，而是晚上九點半就早早上床了。

遺憾的是他體內生物時鐘所設定的睡眠時間，大概是十一點左右。當事人躺在床上，一心一意想要入睡，但是十分鐘後依然清醒得不得了。他繼續加倍用力，眼睛緊緊閉著、下巴伸出、頸部血管暴張，而臉部線條也因為努力想要睡著，扭曲成一副專注緊繃的樣子。這副樣子很適合放在要與一頭灰熊酣戰到致死方休的場景中，卻不是要睡覺的正確態度。

時鐘上顯示的時間已是深夜十一點。「啊！睡眠時間不可能比平常多了，我得趕快睡覺。」當事人既緊張又激動。過了半夜後，他開始變得真的非常擔心。「明天一定完蛋，一切都會變成一場災難。」翻來覆去直到凌晨，清醒狀態終於敗在疲憊的攻擊之下，進入了不安穩的睡眠階段。早上的鬧鐘沒有把人叫醒，結果開會遲到，感覺挫敗又疲累。之前最大的恐慌成真，而王二麻子也踩著當事人的痛腳，盡興地消遣了一頓。

大家要瞭解一個簡單的事實：一個晚上的睡眠不足，絕非什麼了不起的大問題。弄砸了口頭報告的原因，並不是睡眠不足，真相在於花了一整晚的時間擔心到不能入睡。憂慮與緊張是非常令人疲憊的情緒。整個晚上，當事人的腎上腺素都在用力抽送，循環輸送到全身，等到第二天真正需要在會議上用到腎上腺素的時候，這種傳導物質早已全部出清，一滴不剩，所以人也只剩下疲憊。

許多研究都已證實了這個論點。受試者在無眠的一夜後，接受各種不同的心智與體力相關技能測試。結果顯示，他們與其他好好睡了一個晚上的受試者，在大多數測試項目的表現上，並沒有太大的差異。由於這些測試結果與受試者沒有任何切身關係，所以他們一點都不擔心自己睡眠不足的問題。

當然，面對的問題若是經常性的睡眠不足，那確實會造成損害。記得我還是個實習醫生的時候（實習醫生的第一年是俗稱的「雜務工階段」）曾經經歷過特別忙碌的一個值班週。當時我從週五早上一直忙到週一晚上，連床邊都沒有碰過。週六時狀況還算好，週日晚上就非常難熬了。後來有人告訴我，說週一下午要巡視病房時，我兩眼發直，一直在問大家我在哪裡、我為什麼會在這裡。幸好醫生工作時數後來有了新規定，這種情況現在已是相當罕見的事情了，不過這種連續睡眠不足狀態下的身體示警經驗真的挺有趣。

假設各位沒有倒楣到選擇了這樣的一份工作，那麼最好的建議就是有一個固定的就寢時間，而且堅持守住。如果在某個特別的晚上無法入睡，也不用擔心。大家反而可以利用這個時間進行放鬆練習（請詳見本章「放鬆練習」一節）。除了對恢復睡眠有許多幫助之外，不論睡眠是否充足，有效的放鬆還可以讓大家在第二天維持強健的狀態。

茶與咖啡

大多數的英國人都喝很多咖啡及／或茶，兩者都含有咖啡因。咖啡因其實是一種刺激性的藥物，藥效與安非他命類似，只不過效力要小得多。我另一件記憶深刻的事情，是熬夜複習醫學院期終考試。那時我有一台滴濾式咖啡機，就是那種一個玻璃壺可以放在熱板上保溫的機器。一整晚，我喝下了好幾壺滴濾出來的咖啡。我當時不知道當咖啡壺放在熱板上時，咖啡中的水會不斷透過加熱被蒸發，所以喝下肚的東西其實是濃度超強的咖啡。大概凌晨兩點左右，我開始覺得整個人都怪怪的。症狀是焦慮、坐立不安、一點點的顫抖、心悸，以及無法清晰思考。上床後也根本無法入睡。當時的我是咖啡因中毒，身體、心理都極不舒服。

大家常常習慣在晚飯後喝上一杯濃濃的咖啡。許多人一個晚上要喝好幾杯咖啡。這樣的習慣足以擾亂睡眠。如果大家有入睡困難的問題，那麼在下午六點前喝完你的最後一杯咖啡，是個明智的舉動。除此之外，還要注意一些碳酸飲料。許多飲料所含的咖啡因劑量都不低。順便多嘴一句，我相信很多人都有咖啡上癮的情形。試著一整天工作都不喝咖啡。我們很可能會覺得疲倦、昏昏欲睡，而且思緒不如平常清晰。這是咖啡因戒斷的症狀。那些拋棄了咖啡與茶，轉向不含咖啡因飲品的人，常常都說他們覺得比以前好多了。

熱奶飲

好立克（Horlicks）與其他這類飲品的製造商，長期以來一直在歌頌自家產品幫助好眠的益處，而我們大多數人則是帶著懷疑的心態看待他們的主張。事實上那些宣稱的效果都來自可靠的科學事實。不過這類飲品的益處其實大多可以從一杯牛奶中取得，只是好立克的風味更佳。

牛奶蘊含豐富蛋白質、碳水化合物與脂肪。這些食物進入消化道後，會增加腸道的血液供應。大家應該都曾注意到身體的各個部分如何因為血液增加供應而變得溫暖。我們如果把手放進熱水中，手會變紅，熱牛奶對於腸道也有相同的效果。

儘管我們腦部的供血機制受到了相當妥善的保護，但腸胃的供血量增加，仍會使得腦部血液供給量稍稍下降。這也是為什麼睡前的奶飲會讓人產生睏意，進而幫助入睡的原因之一。與誘發睡眠效果的酒精不同，奶飲的效果可以年復一年地持續，而且不會衰減。各位試試看就知道了。

運動

經過了一整天嚴酷的體力（與腦力）勞動後，我們的身體把睡眠當成一種休養的方式。如果沒有任何勞動，睡眠就會被視為不必要的事情。所以想要睡得好，聰明的作法就是每天做些運動。上下車、舉杯至唇邊，這些都不是運動。不論從哪個角度來看，固定的例行運動（要根據自己的身體狀況，合理決定運動量）一定對健康有益，而且愈來愈多的證據顯示運動對於打擊壓力與改善情緒都有幫助。

當然，這樣的益處只有在當事人身體健康的情況下（即使壓力很大）才會顯現。運動可以防止臨床憂鬱症的發展，然而若是已經罹患了憂鬱症的病患，任何一次的情緒崩潰，就算程度非常小，也會加重病情，延後康復的時間。所以讀者當下若正飽受憂鬱症所苦，先不要運動；等到完全康復了之後，再隨心所欲地健身。

空調與通風

開著空調的同時，又把臥室的窗子打開，看起來似乎是一種浪費，但這樣的作法對睡眠其實大有好處。不論太熱或太冷都會阻礙睡眠，不流通的空氣同樣對睡眠沒有好處。兩個人在房門、窗戶緊閉的房間內睡覺，二氧化碳的濃度會高到令人吃驚。不流通的空氣往往會阻礙入睡，並在整個夜晚擾亂睡眠模式。

正餐

定時用餐可以幫助身體發展出一套生理時鐘能夠依循的模式。當然，工作時間不規律或照顧小寶寶的人，維持定時用餐的習慣可能是痴人說夢，不過愈貼近固定的用餐模式，睡眠品質與生活其他各層面的功能，也很可能都會變得更好。沒有任何規律的不確定生活形態，會阻礙身體發展出節奏，進而帶來規律的睡／醒週期結果。因此我們要盡可能在大多數的夜晚，於大概相同的時間就寢，睡前不要太餓也不要太飽，這些都很重要。

書、電視等等

電視公司喜歡在深夜播出恐怖片與警匪影集，但這樣的安排其實很不恰當。這些公司大概以為這類節目是填補大多數人就寢前空檔時間的理想內容。但是觀看這類的節目其實會嚴重損害睡眠，因為不論製作品質如何，這種內容除了充斥許多死亡、破壞之外，還會在大家以為主角已經安全時，再次出現讓觀眾從沙發上跳起來的必然手法，這只會讓人更加清醒。另一件令人煩心的事情，是我注意到夜間電視的節目與廣告介紹（還有氣象播報員），都把觀眾當成兩歲的小孩。尖銳的聲調、帶著微笑的喋喋不休，簡直讓我怒火爆棚。如果你也有相同的感覺，我建議在節目與節目之間的空檔時段，把電視的音量調低。

根據人腦的設計，我們無法從清醒階段快速過渡到睡眠階段，所以任何刺激、煩人或令人心情不佳的事情，都很可能延遲睡眠。書也一樣；為此我建議不要在睡前閱讀驚悚小說。大家可以看些像雜誌之類不那麼刺激的讀物。這兩年我一直在讀馬塞爾・普魯斯特（Marcel Proust）[1]的《追憶逝水年華》（*A la recherche du temps perdu*）（我讀的是英文版——沒辦法，實在沒有語言天分），一個晚上大概半頁的進度。這是一本非常美的書，文筆優雅，帶著一些輕柔的幽默，但總長約六千頁的整套書中，其實並沒有發生什麼事。我想自己在最後閉眼的時候，這本書應該還沒讀完。

關於把工作帶回家的作法，我要在此提出警告。一位失眠症患者信誓旦旦地向我說，他每天晚上八點半吃晚餐，然後在十一點就寢前，會窩在沙發或床上閱讀兩個小時，卻依舊無法入睡。進一步細問，才知道他為了讓自己身為股票經紀人的利潤最大化，睡前閱讀的都是投資期刊。他承認「從中得到了非常大的興奮之情」。有過研究的每個人都知道，閱讀這樣的資料需要極大的專注力與精力。想要讓腦子萬事俱備地入睡，至少需要兩個小時的放鬆或放空。

性

性是夫妻不合的一個主要原因。性行為後，大多數的女性都會變得更警覺，但大多數的男性往往都會睡著。這樣的差異其實是性行為在男女神經系統上產生的不同效果所致，也是專業與業餘喜劇演員很多笑哏的來源。失眠的男性（偶爾也有女性）可以考慮利用這個事實，把它納入晚上的待辦事項中。不過請謹慎處理執行的手法；「因為我需要好好睡一覺，所以你覺得這個主意怎麼樣」這類的邀請內容，絕對行不通。

思緒倉儲

假設某人剛剛過完非常忙碌的一天，這一天當中他完全沒有思考的時間。我很清楚這樣的情況。他很晚才回到家，吃了晚餐、與家人短暫交談後，上床睡覺。這個時候，他終於有時間與餘力回想一整天的經過了，順便想想明天需要做些什麼。突然之間，他想起了一些必要的工作，擔心自己第二天早上會忘了這件事，於是在腦子裡把相關問題通盤掃過一遍，然後變得更擔心，因為這件事扯出了一大堆其他的問題。這時他的腦子裡已經裝了好幾件事。他試著把這些問題一一釐清，並記錄在腦子中，確保明天還記得自己必須要做些什麼。之後他試著入睡，卻無法成眠。

這樣的困境其實並不令人意外。我們一旦把腦子設定成解決問題的模式，又怎能期待入睡？問題在於不管我們多麼努力地把這些思緒從腦子裡搬除，它們依然會不斷回彈。不論我們多麼努力地嘗試，就是無法讓腦袋安靜下來準備睡覺。

我們的腦子就是這個樣子。除非把事情釐清或者至少把問題安置在特定的欄位裡，否則腦子就會追著問題不放。所以我們必須先把問題擱置好。

在床邊擺本筆記。每次腦子裡出現一個思緒或問題，寫下來。同時也寫下第二天早上自己準備著手規畫釐清每個問題的時間。舉例來說，早上七點半至八點要釐清的問題如下：（一）會議議程；（二）規畫假期安排；（三）致電銀行經理，討論額度透支問題。

把自己的思緒白紙黑字地寫在紙上，才能把這些事情從腦海中移除；但是除非做出一個時間的保證，在那個時間把事情都做對，否則腦子中的問題一定會持續騷擾。所以就算我們在事後經過冷靜清晰的思考後，覺得這些事情似乎也沒什麼大不了，但是第二天七點半時，還是一定要應對問題清單上的項目。

寬恕

就像之前所提，許多人都把睡前當作一天回顧的時間，而且往往會把焦點放在令人煩擾的人、事、物上。我們記得的是某人粗魯無禮或自己被騙的事件。「如果我動作再快一點就好了，」我們會默默地這樣想：「我當時應該可以更尖銳地回應，這樣才能讓某某某真正看清他自己的分量。」於是我們精心籌畫著第二天要對某某某做出的毀滅性反擊。所有的這些想法，都讓我們的腦子忙碌不堪，當然睡不著。

其實這種狀況絕對是在浪費時間，因為在人類經驗史上，沒有任何已知案例可以證明有人能在第二天貫徹前晚的計畫。第二天天亮的時候，所有的事情看起來都變得那麼微不足道；至於把得罪自己的人找出來，朝對方大發脾氣，更是蠢不可及。現實的真相是我們在夜晚黑暗與孤獨的狀態下，經歷過的事件與感覺都會被放大，一直要到第二天，這些事件與感覺才會恢復原來的大小。

因此，要睡得好，規則就是任何人的任何事在夜間都能獲得寬恕。這個規則需要練習才能遵循。第二天，我們若是想繼續報復，還是可以構思我們的謀殺計畫，但這就純粹是個人的選擇了，只要別在晚上責備任何人就好。

矛盾的禁令

根據已確立的心理學原則，許多人往往都會下意識地抗拒他人的指導或指令，不論對方是誰。這並不代表這些人很難搞，只不過我們心理運作的方式就是這樣。有時候治療師為了克服這樣的抵抗，會刻意給予病患完全相反的囑咐，藉以幫助病患改變某項根深柢固的行為。

我就有過這樣的親身經驗。以前準備考試時，我經常發現只要一想到自己得老老實實用功念書的畫面，就覺得昏昏欲睡。然而愈迫切地對自己說一定要乖乖念書，睡意就愈濃。這種情況真的很怪，因為就算是上午的大白天，也會出現這樣的問題。可是一旦考試結束，我在早上就絕對不會想要睡覺：即使努力試著去睡都辦不到。我的腦子下意識地在拒絕服從我要用功的指令。

其實我們可以善加利用這個現象。選擇一件自己最不喜歡做的事情（對我而言，最討厭的事情就是燙衣服），然後設定在日常就寢時間的半小時後做這件事。一想到這件事，或許就能讓人到設定的時間睡意濃濃。萬一這個作法無效，就乾脆把自己正在床上翻來覆去浪費的時間，真的拿來做這件討厭事。完成這類的雜事可以讓人更放鬆，也對之後的睡眠有益。

善用前述的那些技巧，大家的睡眠狀況應該可以獲得改善。然而若是飽受臨床憂鬱症折磨的病患，那麼這些竅門就要等到病情緩解了才會生效。所以先耐心地等一等；病患的睡眠就像其他所有事情一樣，會隨著時間有所改善。

注釋

1 馬塞爾・普魯斯特（Marcel Proust）：一八七一——一九二二，法國小說家、散文作家與評論家，最著名的作品就是《追憶似水年華》，一九一三年至一九二七年間以法文初次問世。許多人認為他是二十世紀最具影響力的評論家與作者之一。

第 11 章

憂鬱症其實是政治議題

我們應該感到自慚。

慚愧的不是臨床憂鬱症病患，而是我們其他的所有人。多年來，當我們最好的同胞在不斷罹患這種可怕疾病的同時，整個西方世界卻在冷眼旁觀，給予這些病患的只有責難、鄙視，以及高高在上的態度，而英國人又是其中之最。

如果我們打算保護我們最優秀的兒女，並且透過他們避開當下正奔往平庸之道的趨勢，我們就必須瞭解，罹患憂鬱症的人需要我們的尊重與精心扶持。這群人既是能讓我們行舟的順水，也是會讓我們翻覆的逆潮。如果我們連這一點都無法認清，勢必一敗塗地。

要讓現在的環境產生根本上的改變，我們不但需要改變自己的態度，也要改變我們放任各種機構自行運作的心態。我們現在的社會，從上到下，全根植在衝突與歸咎的基礎上。行政規定與程序主宰了我們的工作生活，大家為了改變而崇拜改變，揚棄創意，想要抓出錯誤並加以懲罰。

政治、法律與媒體

大家其實並不需要使壞就可以當政客，不過壞人當政客自然更具優勢。我認識一些政治人物，也認識其他跟許多政治人物熟識的人。雖然還是有例外，但整體而言，政治人物就是不信任他人又相當自私自利的一群傢伙。在我們社會的選擇系統下，這樣的現實其實並不令人驚訝；你願意擔任公職並為這份工作鞠躬盡瘁嗎？我一點都不覺得自己重要，也不覺得自己夠格，我的朋友也一樣。這套系統篩選出來的人，都是超級有自信的人，而且他們都很喜歡爭辯。我們的政治系統就是因為這樣的本質，所以呈現出彼此對立與兩極化的型態。結果就是誠實與勤奮人民得以茁壯成長的明理中道立場，流失在矛盾與交相指責的混戰當中。在這樣的局勢下，改變由革命推動，而非來自深思熟慮的漸進改革。在這樣狂亂的環境中，憤世嫉俗者成了生存的適者，而坦率的嘗試者卻被貶為落水狗。

以健康保健服務為例，過去二十年，我看到歷屆政府舉著相同的進步大旗，把健康保健服務翻來覆去地改成這樣，再改成那樣，接著又改回成這樣。而這些改變事實上真正只成就了一件事，那就是把健康保健服務破壞殆盡，讓這個機構變成了一個「行政事務部」，讓那些假裝相信最新推出的愚蠢政策的機會主義者，在這樣的結構中位居高位、手握大權，同時放任基層執行者在官僚體制的重壓下一一倒地。不管任何差錯，總是可以找到一隻承受嚴厲抨擊的代罪羔羊，然而就是沒有人會承認真正的問題在於政治干預以及「新就是好」的謬論。最優秀的人才即使憂心忡忡，依然付出所有，但是恐懼與精疲力竭卻必然會迫使他們黯然退場，最後治療我們眾人的重責大任，只會落入那些關心自己遠勝於在乎病患之輩的手中。

太多改變所造成的問題，要比改變所解決的問題多更多，這早已不是新聞，或者根本就不該是新聞。下面引用的這段話就說明了這樣的窘境：

我的工作讓我瞭解到，頻繁的改組創造出了一幅精彩的進步假象，但事實上只導致了更廣泛的士氣低落與消極怠惰。

這段話出自西元前六六年的羅馬軍團將軍蓋尤斯·佩特羅尼烏斯（Caius Petronius）。大家或許會以為我們的政治人物到現在應該早已記取教訓。不過話說回來，如果政治人沒有從早到晚改這個變那個，人民也許會開始質問他們做了些什麼事……

所有的公職人員都非常容易受到我們社會中的這種惡性趨勢影響。在我的經驗中，最常罹患憂鬱症的職業包括醫生、護士、社工人員、消防員、救護人員與警察。這其實是預料中的事情。生病的人總是最好的人。當社會把這些人壓榨殆盡，而他們也因為受創過重而無法繼續工作時，政府卻在他們因健康因素申請除役或退休的過程中百般刁難。簡直厚顏無恥！政客們，好好聽著，**有問題的是你們，不是這些勤勤懇懇的工作者**。

然而有問題的不僅是這些政客；這些有問題的態度與作法，不僅反映在我們更廣泛的文化格局上，也呈現在我們的法律體系與媒體上。我們有一套鼓勵對立的法律系統，在我看來，這套系統每天都在不必要地傷害人民。最明顯的例子就是離婚。儘管這方面已經有了一些改善，但我依然常常看到律師在正直的普通人最脆弱的時候，為他們的傷痛與憤怒加油添火，給戰鬥中的夫妻帶來許多本可以輕易避免的痛苦。確實，我們的法律體系堅持衝突。兩個當下已經無法再繼續一起生活的人，依然要被迫先行究責，才能獲准未來的各自生活[1]。在這個過程中，許多善良的人因此罹患了憂鬱症。

我們這個愈發強調懲罰與對立的社會，成了新聞與其他媒體製造廠的養分。任何具新聞性的事件發生時，焦點都在於找出歸咎的標的。媒體與政客稱之為「問責」。事實上，這根本就是人類受傷時孤注一擲的本能反應，此外還有另一項本能反應，就是殘忍地從他人的痛苦與不幸中取樂。這種狀況不但讓好人不知所措，也為他們帶來了可怕的傷害。二〇〇一年夏天，我帶一位朋友到羅德板球場（Lord's cricket ground）去看我們球隊遭澳洲隊痛宰的實況。遺憾的是，這位女性友人是個澳洲人。更糟的事情是她的同情。如果她嘲笑著對我說，「你們的球隊就連澳洲的兒童明星球隊都打不過」，這可能還好一點。結果她硬是想在英國隊悲慘的表現中尋找正面的事情。最後她放棄了，提出了一個完全不容質疑的真實看法：「你們的球員不像是在盡力打球的樣子。你看，那個人甚至根本沒有跑去接球；看起來他好像一點都不在意。」沒錯，整個球隊都無精打采，看起來就是一副冷漠又事不關己的樣子，好像在海灘上和一群小孩子玩一場很無聊的遊戲。球員在每個回合結束換邊時，依然在說說笑笑。沒有人會相信他們正在經歷一場有史以來最糟糕的敗仗。

球員如此明顯事不關己的態度，其實是出於恐懼。英國球員知道對戰隊伍是歷來遭遇到的最強板球隊，就算是拚了命，仍可能被打敗。球員也知道我們的媒體會漠視這些事實，只會在輸球後興致勃勃地攻擊球隊裡的每一名球員。在這種不可能贏球的情況下，如何避免自己在精神上遭到碾壓？很簡單——一點都不在乎，從情感上讓自己從這種情況中脫離出去。處在受虐環境中的孩子也會這麼做，他們長大後會發現，當他們需要和心愛的人進行情感交流時，無法擺脫這種從現實中抽離的策略。

我們的板球球員所採用的，就是受虐兒童的一種防禦方式，而且這並不是他們的錯。我的這位澳洲朋友就指出，在她的國家不會出現這樣的情況。六個月前，澳洲隊意外敗給了印度隊。根據她的描述，澳洲媒體的反應是平衡報導了那次的挫敗，報導中指出，即使是一支非常優秀的隊伍也可能輸球，而且那次敗北也是學習對手長處的一個機會。澳洲球員確實記取了教訓，結果就是我們球隊毀滅性的挫敗。這場比賽，我認為澳洲媒體的功勞最大。

寫這本書時，英國隊已經扭轉頹勢，開始贏球了。我們的媒體興奮得簡直要瘋了，讚美聲不斷，但他們同時也在為勝利球員搭建高台，這樣一來，只要球員腳步不穩——一如運動賽事的常態，輸球實屬必然——庸俗的寫手就會享受把球員從高台上踢下去的樂趣。文章精彩，但對我們球隊的長遠成功卻毫無助益。想要成功，就必須容許失敗的存在。

懲罰失敗，就注定失敗，因為沒有任何東西比恐懼更令人窒息。把失敗看成一個機會，不是要我們去樂於接受這個機會，而是要冷靜、成熟地研究這個機會，若能做到這一步，那我們的機會就無可限量。所以拋棄那種為了抵抗挫敗而失望的「英國式防禦」心態（假裝不在乎，也沒有真的盡力）吧。不要接收政客或媒體的價值觀。我們要從自己的經驗中學習，學習的時候，一定要和善地對待自己，不要期待在不完美的體制中臻至完美。對了，同樣的原則適用於所有人。我們的批評不會傷害到那些應該遭到批評的人，但是我們誤判的倒鉤，卻會在無意間粉碎世界上敏感嘗試者的創意。

還有一件事。大家注意到了媒體只對災難有興趣嗎？股市下跌時，整版的頭條標題都在叫囂：「人民的養老金成了廢鈔。我們完蛋了！」但是股市上漲時，我卻沒有看到任何同比例的頭條文字。如果態度一致，媒體應該也用頭條宣告：「人民變得富有了！開瓶香檳、準備開始過奢華的生活吧！」但是媒體並沒麼做。事實上，它們默不作聲，因為我們的媒體對於創造恐懼有很深的執念。為什麼？恐懼真的可以賣錢嗎？我們面對的是什麼樣的問題啊？千萬別去相信末世論者。就算我們的世界與我們的未來跟完美根本扯不上邊，但是現在很ＯＫ，最後也一定很ＯＫ。

雇主

大多數的雇主都在朝向正面發展，不像政府及政府轄下的機構每下愈況。在這方面，美國人走在英國人的前面。二十年前，我曾見識過美國跨國企業的大量員工，因為雇主要求超出員工生產力的工作量而生病。這種情況現在已不復見。當今的那些公司，絕大部分都知道了諸如臨床憂鬱症在內的壓力相關疾病所攻擊的最高風險族群，其實都是最優秀的員工。這些企業學會了培育自己的員工，有時候甚至會勸阻似乎有過勞狀況的員工，讓他們放慢腳步。整體而言，當這些公司的勤奮員工生病時，公司不會催促員工太早回歸職場；當員工真的回到工作崗位時，公司通常也會看顧員工的狀況，給予支持。企業組織首先會在判定員工為什麼罹患這種疾病的原因上扛起一些責任，並在員工職務上做些必要調整。

慢慢地，分級回歸職場規畫也到位了。最理想的情況是病癒後的員工從一週工作三個半天開始，用六週至三個月的時間，逐漸增加工作量至全職出勤，但實際狀況仍取決於員工適應進展，公司對於返回職場員工的整體身心健康狀況，都會進行定期確認。

企業組織透過持續嘗試與改善的過程，不但留住了內部最勤奮與最受肯定的人員，確保了公司勞動力長期的最大產出量，也讓人員流動與新進人員培訓的財力與時間支出維持在最低點。這種作法與我們國家機構「拚命利用，用完就丟」的心態是多麼大的差異啊！

保護好自己最優秀的員工；不要以為他們永遠都可以扛負他們一直以來所承擔的工作量。老闆往往把焦點放在組織中最弱的部分，並假設最厲害的員工可以自己照顧好自己。不是這樣的，最優秀的員工不會照顧好他們自己，他們只會在倒下前，一直照顧好老闆的公司；這些人在疾病迫使他們照顧自己之前，不會顧慮自己的需求。如果老闆希望這些員工繼續工作，就必須把他們保護好，並且在必要時候勸阻他們工作過度。

最重要的是要讓員工瞭解到他們自己的價值。我不是要談「投資人才」或其他如「我們的員工是我們最有價值的資產，我們重視全體員工，認為我們的員工最棒」這類的花言巧語。這些都是空話。所有人都知道說這種話的人根本沒有這樣的意思。每個組織裡都有些無可救藥的人；不可能人人優秀。不是這樣的。真正在乎的意思，是想一想企業中誰是實際做事的人，誰是不斷的嘗試者，然後給予他們真正的時間與關懷，特別是在這些人陷入掙扎之際。其實不論雇主是否真的從人性的角度去在乎員工，就算是從冷酷且不容置疑的財務角度出發，這樣的作法也一樣合理。

家人與朋友

當我們處於低潮時，態度最惡劣的人，常常是我們最親近的人，這是一個令人失望的現實。發生這種狀況的原因，就在於這些人一直都仰賴著我們生活。長久以來，我們的氣力與可靠度，對他們來說已經變成了一種理所當然的常態。沒有人會因為我們的勤奮刻苦而感激我們，因為一直以來，我們都是這樣在付出。他人往往會用對自己有利的方式來組織自己的看法，並將罪惡感排除出去。懷恨某人最深的理由，通常是自己欠了對方的錢債或情債，而最苛刻懲罰某人的理由，通常也是因為自己對對方心有愧疚。

所以當病患的朋友或配偶，從內心深處覺悟到自己過分的要求與不足的支持，竟是造成對方生病的元凶之一時，他們往往會否認並極力貶抑病患的病況，且怪罪病患令他們失望。當然，許多人或許會覺得我的這番說法有些誇張，但對於事情必須有所改變、再也不能像以前那樣依賴值得信賴的靠山這類的現實，大多數人確實也都會感到難以接受，而且很容易就會出現跺腳、生悶氣的情況。

請各位回頭想一想，身邊的朋友或配偶若是罹患了憂鬱症，他們其實依然是原來那個始終堅定又暖心的人。罹病只代表他們稍稍調整了一下他們的天平。好好保護我們的資產，因為我們有幸與世界上最樂於付出的其中一人在一起。我們要謝謝自己的幸運之星，然後回饋一點點自己的心力。不是，我不是說要賺更多的錢帶著伴侶享受一次饒富異國情調的假期，也不是要給對方一個華麗的禮物。我的意思是和你心愛的人坐下來，一起找出可以讓對方覺得更受到珍愛，但同時又可以讓對方少做一點事的方式。

對於新近才發現自己罹患了臨床憂鬱症的病患，我都會這樣說：不要浪費時間責怪你的配偶或朋友忽略了你的需要，或是把自己做的一切都歸咎於他們不知感恩的心。你要為你自己的生活、健康與快樂負責。沒有人強迫你去做那些事情。**是你允許身邊的人**占你的便宜。但是現在你可以做出不一樣的選擇，把時間與空間留給自己。不要期待你的配偶或朋友會為這樣的選擇開心；他們需要時間調整，但早晚都會適應。最重要的是你會發現他們對你付出的心力也變多了。因為放棄扮演「永遠付出」這個角色所產生的罪惡感與失落的自尊，都是暫時的現象。平衡度更佳的生活以及這種生活帶來的報酬，都會更長遠且持久。

有些伴侶在病患憂鬱症與復原的過程中，不離不棄地提供支持與鼓勵。他們都是好人，因為最親近的摯愛出現臨床憂鬱症發作，是種非常可怕的經驗。因此病癒之時，不要忘了感激這樣的支持。對於病患與病患的伴侶來說，憂鬱症儘管不是任何一方的過錯，卻都是一場惡夢。

注釋

1 譯注：在二〇二二年新離婚法施行之前，英格蘭和威爾斯法律規定，訴請離婚者必須指責配偶有背棄、通姦或其他令人無法接受的行為。如果未提出前述指責，且夫妻都有離婚意願，雙方必須分居兩年才能離婚，但若一方反對離婚，雙方則必須分居五年才能離婚。

第 12 章

重點是？

看在各位讀者已經努力讀完了前面十一章的份上，我就大度原諒你們認為我對自己國家以及生命本身懷著十分灰澀看法的假設。這並不是事實。我喜歡（四月到九月的）英國，而且儘管有時候我真的很想用一大袋彈珠來交換當下的生活，但我其實相當熱愛生命。我只不過是想要找出生活環境中讓我焦慮與氣憤的部分。在能力範圍之內，我會試著改變這樣的環境，本書就是這樣的一個嘗試，同時接受其他無法改變的部分，體驗今天帶給我的一切。

我相信圓滿人生的重要祕訣之一，在於知道什麼東西會讓自己憤怒。把憤怒清楚表達出來、盡可能去處理，然後努力避開那些引發自己憤怒的源頭人物或機構組織。如果大家不喜歡當下所處的環境，那麼就去做些其他的選擇。我知道、我知道，我知道自己有些無聊，嘮嘮叨叨地說著其他的選擇……但是找出這些其他的選擇，做出這些選擇，然後接受選擇可能帶來的後果，可以讓我們掌控自己的生活。如果大家能夠根據自己想要的狀況做出選擇，並在後果適得其反的時候，以慷慨的態度對待自己，那麼我們就有很大的機會可以維持健康狀態，甚至讓生活達到一個令人滿意的程度。

當初在英國國家健保局工作時，我一點都不喜歡整個組織的運作系統。我曾試著在地區層級做出改變，但是當我發現政客早已將這個機構瓜分並占地為王後，我的血壓就開始往上飆升，於是我離開了國家健保局。以前我要處理很多法務相關的工作，但整個系統的不誠實與輕忽怠惰，開始對我產生影響，所以我拒絕這樣的工作。我現在依然與媒體合作，因為有些媒體其實還不錯，而且我覺得它們可以幫我把我的想法傳達出去，不過如果這些事情也開始讓我在朋友眼中變成一個滿肚子不滿的憤世嫉俗者，那我同樣會把這個部分的事情全部放下。

大多數的人在大部分的時間裡真的都是很好的人。如果你的經驗告訴你不同的答案，那麼就是你讓這個世界上愛占便宜的人過度掌控了你的生活。如果不起而反抗，這些人就會繼續讓你為他們鞠躬盡瘁。這樣的人有非常敏銳的感覺，知道誰可以利用、可以利用到什麼程度，而付出者與做事的人，往往都會吸引前述那種有事他人服其勞的人駐足。我建議大家努力把身邊這種不斷占便宜的人找出來，並將他們踢出自己的生活圈之外。如果你的配偶就是這樣的人，畫出你可以付出的底線，然後堅守這條底線。

同樣的原則也適用於職場。大多數的老闆都不是濫用職權的人，但是也許我們的老闆剛好就是這樣的人。濫用職權的老闆之所以會選擇我們這樣的人為他們工作，是因為勤奮程度不如我們的其他人，往往很快就會離開這種老闆，於是我們很快就會發現自己孤獨地處於困境之中。當然，除非我們決定掌控環境，拒絕對方濫用職權的行為，改變自己的行事態度，否則環境就不會產生變化；如果前述的作法都行不通，那就直接掛冠求去吧。不要以為別的企業主不會雇用我們，事實上我們這樣的人正是所有企業主作夢都想聘請的員工。不行動，一切都不會改變；一旦行動，開展在眼前的，除了一些風險外，還有許多機會。

大家要知道，生活一定可以過得更好。我不是說大家可以或應該驟然地把所有的責任全扔出去，但是如果我們不要當個在扛起了其他人與他們的快樂後，又對沒有人為我們付出相同的心力而憤恨不滿的人，那麼只要決定為自己及自己的快樂負責，我們就會對事情可以改變的程度感到吃驚。再然後，如果我們不再時時、事事都要求得到每個人的認可，或者生活可以立刻回應我們的追求——這個時候，人生才真正開始變得精彩。沒錯，不論你是家有三個嗷嗷待哺孩子的家長，還是世界銀行的總裁，這都是真實會發生的事情。

或許你會覺得這種想法很自私，或不符合基督徒的精神，但我不這麼認為。把最後一株幼苗奉獻出去給挨餓的手足吃，抑或是讓幼苗成長，在未來讓挨餓的兄弟姐妹、我們自己，甚至許多其他人都因而成長茁壯，哪種作法比較好呢？我想很多人都不知道一個健康的自己可以成就多少好事。

我的病人教會了我很多事情。有機會從許多好人的經驗與痛苦那裡學得道理，是一項恩典。他們甚至讓我對人生的意義有了一些瞭解。如果我對他們人生的詮釋正確，那麼生命的意義就在於做出選擇、從中學習，在任何情況下找到積極面，尋求平衡，尋找愛，尋找樂趣，而且要尋找寬恕，特別是寬恕自己。

你和我都曾犯下許多過錯，但是請不要當一個苛責自己過錯的事後諸葛。就算犯錯犯得離譜，就算犯錯事件情節嚴重，我們都希望這些經驗可以讓自己與身邊親近的人從中獲得機會。我們已經正視自己在埋頭追求傑出，或者畢生為了取悅所有人而努力的過程中，錯過了人生重點的這個事實。事實上，我們已經很清楚地瞭解到，如果自己或身邊的人一直都過得很好，我們永遠都不可能成就的事情。承認吧，大家都知道我說的是真話。如果不是在一路前行的路上遇到了阻礙，完全不能繼續走的話，你根本就不會停下腳步重新省視自己的生活。說到這裡，我突然想到了前往大馬士革路上的一個羅馬人[1]。既然事情已經發生，那就要確實讓自己改變；只要能夠改變，我就可以報給你一個好消息。你已經找到了可以通往更快樂生活的鑰匙。

在這個世界上，仁善、慈愛、樂趣與卑劣、殘酷、壓抑夾雜。我們的任務就是要把這些東西分辨清楚，同時接受自身條件的限制。只要不讓保險絲過載，保險絲就不會熔斷；但是跨過了限制，保險絲熔斷便是必然。選擇權在自己的手上。

不論身處任何種情況，不論怎麼做，一個人都不可能成就那麼多。德蕾莎修女（Mother Teresa）[2]說得對：「人生在世，無法成就最偉大的事情，我們只能用最偉大的愛去成就小小的事。」做這些小事的時候，拿捏好速度與分寸，不要讓自己操勞過度。有位知名的高爾夫球選手（應該是佛雷德．卡普斯〔Fred Couples〕[3]吧？就算不是他，他也一定說過這樣的話，他真的非常酷！）曾堅持不論賽事如何重要（有些賽事攸關他的財富），都要經常找時間停下來聞一聞花兒的芬芳。或者套用我那些最睿智病人的說法：「不論多忙、壓力多大、工作到多晚，都別搭電扶梯。」

好了，夠了。我覺得大家吸收了這麼多頁的內容後，今天應該有資格休息一下，不要再想跟生活、人生有關的事情了。我們都很清楚如何讓一切變得更好。所以大家如果想要更好的生活，那就起而行。如果你們不願意這麼做，那也是你們的人生。在我年幼又很孤獨的時候，有位親愛的長輩曾用這樣的話教導、安慰我：

「人生苦短，無暇擔心！」

話說回來，明天又是星期一。天啊！

注釋

1 譯注：指的是基督教「使徒保羅改宗」一事。根據《新約聖經》記載，猶太裔的羅馬公民保羅（原羅馬名掃羅〔Saul〕）在從耶路撒冷到大馬士革抓捕基督徒的路上，遇到復活的耶穌，受到感召，皈依基督教，成為耶穌的追隨者。後來有人將「前往大馬士革的路上」（road to Damascus）這句話引申為心靈的轉變。

2 譯注：德蕾莎修女（Mother Teresa）：一九一〇—一九九七，出生於今日馬其頓首都史高比耶（Skopje）的阿爾巴尼亞家庭中，一九七九年諾貝爾和平獎得主。一九五〇年在印度加爾各答成立仁愛傳教修女會（Missionaries of Charity，亦稱博濟會），為罹患愛滋、痲瘋與肺結核等疾病的將死病人提供安置處所，也進行貧窮者與孤兒的協助等各種慈善工作。該組織後來擴展至全球各地，協助與救助全球最貧苦、無助的人。

3 譯注：佛雷德・卡普斯（Fred Couples）：一九五九—，美國職業高爾夫球手，二〇一三年獲選進入高爾夫名人堂。

可以幫得上忙的機構

臺灣

- 衛生福利部

電話：1925安心專線（依舊愛我）

網址：dep.mohw.gov.tw/DOMHAOH/cp-4906-54077-107.html

- 生命線

電話：1995

網址：www.life1995.org.tw

- 張老師
電話：1980
網址：www.1980.org.tw

- 臺灣憂鬱症防治協會
電話：02-2581-7418
地址：臺北市中正區懷寧街90號2樓
網址：www.depression.org.tw/index.asp
電子郵件信箱：taad2001@gmail.com

- 臺灣自殺防治學會
電話：02-2381-7995
地址：臺北市中正區懷寧街90號2樓
網址：www.tsos.org.tw/web/home
電子郵件：tspc@tsos.org.tw

英國

- 英國行為與認知心理治療協會（British Association for Behavioural and Cognitive Psychotherapies）

  地址：Imperial House, Hornby Street, Bury, BL9 5BN

  電話：0330 320 0851

  網址：www.babcp.com

  電子郵件信箱：babcp@babcp.com

- 英國諮商輔導與心理治療協會（British Association for Counselling and Psychotherapy）

  地址：BACP House, 15 St John's Business Park, Lutterworth, Leicestershire, LE17 4HB

  電話：01455 883300（上午九點至下午五點）

  網址：www.bacp.co.uk

  電子郵件信箱：bacp@bacp.co.uk

- 克魯斯居喪服務（Cruse Bereavement Care）

地址：Unit 0.1, One Victoria Villas, Richmond, Surrey, TW9 2GW
電話：0808 808 1677
網址：www.cruse.org.uk
電子郵件信箱：helpline@cruse.org.uk

- 心靈（Mind，心理健康慈善機構）

地址：15–19 Broadway, London E15 4BQ
電話：020 8519 2122（辦公室）
心靈服務專線：0300 123 3393
網址：www.mind.org.uk
電子郵件信箱：supporterrelations@ mind.org.uk

- 修道院集團（前身為修道院健康照護機構〔Priory Healthcare〕）

地址：21 Exhibition House, Addison Bridge Place, London W14 8XP

電話：0808 271 4493

網址：www.priorygroup.com

電子郵件信箱：info@priorygroup.com

- 撒馬利亞人（Samaritans，慈善機構）

救助專線：116 123（全年全天無休）

（或寫信至Freepost RSRB-KKBY-CYJK, PO Box 9090, Stirling FK8 2SA，受文者Chris）

網址：www.samaritans.org

電子郵件信箱：jo@samaritans.org

- 清明（SANE，心理健康慈善機構）

地址：St. Mark's Studios, 14, Chillingworth Road, Islington, London N7 8QJ

電話：020 3805 1790（辦公室）

清明專線：0300 304 7000（下午四點半至夜間十點半）

網址：www.sane.org.uk

電子郵件信箱：support@sane.org.uk

- 幼小心靈（YoungMinds，兒童心理健康慈善機構）

地址：4th Floor India House, 45 Curlew St, London SE1 2ND

電話：020 7089 5050（辦公室）

緊急簡訊：85258

家長熱線：0808 802 5544

網址：www.youngminds.org.uk

電子郵件信箱：ymenquiries@youngminds.org.uk

建議閱讀書單

- Burns, Dr D., *The Feeling Good Handbook*. London, Plume, 1999.
- Burns, Dr D., *10 Days to Great Self-Esteem*. London, Vermilion, 2000.
- Dryden, Dr W., *How to Make Yourself Miserable*. London, Sheldon Press, 2001.
- Dryden, Dr W., *Overcoming Guilt*. London, Sheldon Press, 1994.
- Dryden, Dr W. and Gordon, J., *Think Your Way to Happiness*. London, Sheldon Press, 1990.
- Greenberger, D. and Padesky, C., *Mind Over Mood*. New York, Guilford Press, 1995.
- Harris, Thomas A., *I'm OK, You're OK*. London, Arrow, 1995.
- Kabat-Zinn, J. et al., *The Mindful Way through Depression: Freeing yourself from chronic unhappiness*. New York, Guilford Press, 2007.
- Klein, D. and Wender, P., *Understanding Depression*. Oxford, Oxford University Press,

2005.

- Norwood, R., *Daily Meditations for Women Who Love Too Much*. London, Arrow, 1986.
- Powell, Dr T., *Stressfree Living*. London, Dorling Kindersley, 2001.
- Tolle, E., *The Power of Now*. London, Hodder, 2001.
- Yapko, M., *Breaking the Patterns of Depression*. London, Doubleday, 1998.

國家圖書館出版品預行編目資料

如果你想把全世界扛在肩上，憂鬱症就會找上你 / 提姆．坎托佛（Tim Cantopher）著；麥慧芬 譯. -- 初版. -- 臺北市：商周出版, 城邦文化事業股份有限公司出版：英屬蓋曼群島商家庭傳媒股份有限公司城邦分公司發行, 民112.06
面： 公分. --
譯自：Depressive Illness
ISBN 978-626-318-716-0（平裝）
1. CST: 憂鬱症 2. CST: 心理治療
415.985 112007694

如果你想把全世界扛在肩上，憂鬱症就會找上你

原著書名 / Depressive Illness
作者 / 提姆．坎托佛（Tim Cantopher）
譯者 / 麥慧芬
責任編輯 / 李尚遠

版權 / 林易萱
行銷業務 / 周丹蘋、賴正祐
總編輯 / 楊如玉
總經理 / 彭之琬
事業群總經理 / 黃淑貞
發行人 / 何飛鵬
法律顧問 / 元禾法律事務所 王子文律師
出版 / 商周出版
城邦文化事業股份有限公司
臺北市中山區民生東路二段141號9樓
電話：(02) 2500-7008 傳眞：(02) 2500-7759
E-mail：bwp.service@cite.com.tw
Blog：http://bwp25007008.pixnet.net/blog
發行 / 英屬蓋曼群島商家庭傳媒股份有限公司城邦分公司
臺北市中山區民生東路二段141號11樓
書虫客服服務專線：(02) 2500-7718．(02) 2500-7719
24小時傳眞服務：(02) 2500-1990．(02) 2500-1991
服務時間：週一至週五09:30-12:00．13:30-17:00
郵撥帳號：19863813 戶名：書虫股份有限公司
讀者服務信箱E-mail：service@readingclub.com.tw
歡迎光臨城邦讀書花園 網址：www.cite.com.tw
香港發行所 / 城邦（香港）出版集團有限公司
香港灣仔駱克道193號東超商業中心1樓
電話：(852) 2508-6231 傳眞：(852) 2578-9337
E-mail：hkcite@biznetvigator.com
馬新發行所 / 城邦(馬新)出版集團 Cité (M) Sdn. Bhd.
41, Jalan Radin Anum, Bandar Baru Sri Petaling,
57000 Kuala Lumpur, Malaysia
電話：(603) 9057-8822 傳眞：(603) 9057-6622
Email：cite@cite.com.my

封面設計 / 周家瑤
內文排版 / 新鑫電腦排版工作室
印刷 / 韋懋印刷有限公司
經銷商 / 聯合發行股份有限公司
電話：(02) 2917-8022 傳眞：(02) 2911-0053
地址：新北市231新店區寶橋路235巷6弄6號2樓

■2023年（民112）6月初版
定價 400 元

Printed in Taiwan
城邦讀書花園
www.cite.com.tw

ISBN 978-626-318-716-0

廣	告	回	函
北區郵政管理登記證			
台北廣字第000791號			
郵資已付，免貼郵票			

104台北市民生東路二段141號11樓

英屬蓋曼群島商家庭傳媒股份有限公司　城邦分公司

請沿虛線對摺，謝謝！

書號：BK5206　**書名：**如果你想把全世界扛在肩上，憂鬱症就會找上你　**編碼：**

請於此處用膠水黏貼

商周出版

讀者回函卡

線上版讀者回函卡

感謝您購買我們出版的書籍！請費心填寫此回函卡，我們將不定期寄上城邦集團最新的出版訊息。

姓名：＿＿＿＿＿＿＿＿＿＿＿＿ 性別：□男 □女

生日：西元＿＿＿＿＿＿年＿＿＿＿＿＿月＿＿＿＿＿＿日

地址：＿＿＿＿＿＿＿＿＿＿＿＿＿＿＿＿＿＿＿＿

聯絡電話：＿＿＿＿＿＿＿＿＿＿ 傳真：＿＿＿＿＿＿＿＿＿＿

E-mail ：

學歷：□ 1. 小學 □ 2. 國中 □ 3. 高中 □ 4. 大學 □ 5. 研究所以上

職業：□ 1. 學生 □ 2. 軍公教 □ 3. 服務 □ 4. 金融 □ 5. 製造 □ 6. 資訊

□ 7. 傳播 □ 8. 自由業 □ 9. 農漁牧 □ 10. 家管 □ 11. 退休

□ 12. 其他＿＿＿＿＿＿＿＿＿＿＿＿＿＿＿＿

您從何種方式得知本書消息？

□ 1. 書店 □ 2. 網路 □ 3. 報紙 □ 4. 雜誌 □ 5. 廣播 □ 6. 電視

□ 7. 親友推薦 □ 8. 其他＿＿＿＿＿＿＿＿＿＿＿＿

您通常以何種方式購書？

□ 1. 書店 □ 2. 網路 □ 3. 傳真訂購 □ 4. 郵局劃撥 □ 5. 其他＿＿＿＿

您喜歡閱讀那些類別的書籍？

□ 1. 財經商業 □ 2. 自然科學 □ 3. 歷史 □ 4. 法律 □ 5. 文學

□ 6. 休閒旅遊 □ 7. 小說 □ 8. 人物傳記 □ 9. 生活、勵志 □ 10. 其他

對我們的建議：＿＿＿＿＿＿＿＿＿＿＿＿＿＿＿＿＿＿＿＿

＿＿＿＿＿＿＿＿＿＿＿＿＿＿＿＿＿＿＿＿＿＿＿＿

＿＿＿＿＿＿＿＿＿＿＿＿＿＿＿＿＿＿＿＿＿＿＿＿

請於此處用膠水黏貼